Jerzy Trojan

Cérebro - do desenvolvimento à neoplasia, e solução de terapia genética

Jerzy Trojan

Cérebro - do desenvolvimento à neoplasia, e solução de terapia genética

ScienciaScripts

Imprint
Any brand names and product names mentioned in this book are subject to trademark, brand or patent protection and are trademarks or registered trademarks of their respective holders. The use of brand names, product names, common names, trade names, product descriptions etc. even without a particular marking in this work is in no way to be construed to mean that such names may be regarded as unrestricted in respect of trademark and brand protection legislation and could thus be used by anyone.

Cover image: www.ingimage.com

This book is a translation from the original published under ISBN 978-620-2-08024-8.

Publisher:
Sciencia Scripts
is a trademark of
Dodo Books Indian Ocean Ltd. and OmniScriptum S.R.L publishing group

120 High Road, East Finchley, London, N2 9ED, United Kingdom
Str. Armeneasca 28/1, office 1, Chisinau MD-2012, Republic of Moldova, Europe
Printed at: see last page
ISBN: 978-620-8-04077-2

Jerzy Trojan

INSERM, Universidade Paris XI, Villejuif, França, e

Universidade UNAB, Faculdade de Ciências da Saúde, Floridablanca, Colômbia,

Correio eletrónico: genetherapy@hotmail.fr

Este livro é dedicado a José Uriel pela sua presença estimulante na nossa pesquisa sobre os mecanismos de onto- e onco-génese

Reconhecimento

Gostaria de agradecer:

Juan José Rey (Universidade UNAB), cujo empenho nos novos domínios da medicina tornou possível a realização deste livro e

Virgilio Galvis e Carlos Rojas (Clínica Internacional Foscal - Hospital Universitário) pelo seu interesse na aplicação da abordagem de terapia génica

Índice:

INTRODUÇÃO

Existe uma convergência entre a ontogénese e a cancerogénese e as mesmas oncoproteínas específicas, como a alfa-fetoproteína (AFP), a albumina sérica (SA), a hormona do crescimento (GH), os factores de crescimento, como o IGF, o TGF-beta ou o EGF, estão presentes nos tecidos embrionários/fetais e nos tecidos neoplásicos em desenvolvimento [1-5]. Foi demonstrado que a AFP [1, 5-10] e o IGF-I e -II [4,11-16] estão presentes em tecidos normais em desenvolvimento, e particularmente no sistema nervoso central (SNC). Da mesma forma, foi demonstrado que estas oncoproteínas estão presentes em células neoplásicas do SNC: AFP [1,2,17-22] e IGF-I [4, 23-30], respetivamente.

A AFP e o IGF-I estudados em modelo de rato, utilizando hibridação *in situ* (mRNA), estavam presentes em 7-8 dias e 6-7 dias de desenvolvimento, respetivamente [4,18]. O estudo imunocitoquímico da AFP demonstrou que a fase máxima de diferenciação do tecido nervoso murino coincide com a concentração intracelular máxima de AFP, (ambas correspondendo a 18 - 20 dias pós-coito no modelo de rato) [5,6]. Estas observações permitiram descrever pela primeira vez, utilizando o modelo de cérebro de rato, o desenvolvimento do SNC na sequência da diferenciação das estruturas nervosas registada a cada doze horas [2].

A presença de AFP e IGF-I foi confirmada em diferentes derivados neoplásicos, incluindo tecidos hepáticos, e também utilizando o modelo de teratocarcinoma murino [1,18,31]. A comparação da localização da AFP durante o desenvolvimento normal do SNC e o desenvolvimento patológico do SNC, utilizando o modelo de teratocarcinoma do rato, demonstrou um paralelismo extraordinário. O teratocarcinoma reproduz, de forma caricatural, o desenvolvimento do SNC. Este facto permitiu estabelecer uma espécie de "calendário" do desenvolvimento do SNC, normal e neoplásico: utilizando a técnica da imunoperoxidase semi-quantitativa, foi demonstrado que cada fase de diferenciação dos tecidos corresponde a uma concentração específica de AFP. Foram estabelecidas observações semelhantes para outros antigénios, nomeadamente para a SA e o IGF-I [5,6]. No que diz respeito à AFP e ao IGF-I, há uma diferença importante: o primeiro antigénio está presente tanto nas células neurais e gliais em desenvolvimento como nas células cancerosas, enquanto o segundo está presente apenas nas células gliais em desenvolvimento e nas células tumorais [23,32]. Esta diferença marcante orientou os nossos estudos para o tumor cerebral mais maligno que expressa o gene IGF-I - o glioblastoma.

O sistema IGF é constituído por IGF-I e IGF-II, e pelos receptores IGF de tipo I e de tipo II. Estes factores regulam o crescimento normal e maligno do cérebro. Ambos os tipos de receptores de IGF são expressos nos gliomas, mas o recetor de IGF de tipo I parece estar mais regulado no tecido cerebral maligno. Quanto ao IGF-I, este fator de crescimento é um polipeptídeo de 70 aminoácidos envolvido na diferenciação de células e tecidos, especialmente do SNC [11,16,28,31,33-35]. O IGF-I desempenha um papel importante no crescimento como mediador da hormona do crescimento [15,33,36]. Foi relatado que o IGF-I, mediado pelo recetor de IGF-I, bloqueia a via da apoptose numa variedade de linhas celulares [28,37]. Por outro lado, o bloqueio da síntese de IGF-I induz fenómenos apoptóticos e imunogénicos [25,38]. A expressão desregulada de IGF-

I e do seu recetor está associada a diferentes doenças, incluindo tumores cerebrais [26,28,30,39]. Ambos os fenómenos, apoptose e imunogenicidade, relacionados com a paragem da expressão de IGF-I nas células gliais neoplásicas, foram utilizados para preparar vacinas celulares antitumorais para a terapia do tumor maligno do cérebro - glioblastoma [25,40].

No que diz respeito ao tratamento de tumores malignos e, mais especificamente, de tumores cerebrais como o glioblastoma (100% fatal), há mais de meio século que nos deparamos com um desafio: como estabelecer ferramentas que possam ser aplicadas na clínica - utilizando os nossos conhecimentos de química das proteínas, genética, biologia molecular e evolução. O primeiro passo consistiu em descrever em pormenor o desenvolvimento do SNC normal murino [2,6]. O segundo passo foi analisar o desenvolvimento do sistema nervoso neoplásico, utilizando o modelo do teratocarcinoma murino, em relação com os antigénios a serem alvo [2,23,31,32]. Usando o modelo do teratocarcinoma, o único modelo que permite estudar a neurohistogénese neoplásica propondo diferentes formas de diferenciação do sistema nervoso [41], podemos agora definir melhor a histopatologia dos tumores cerebrais, especialmente os tumores neuroectodérmicos primitivos [19,42,43]. O terceiro passo foi estabelecer uma estratégia eficiente visando o IGF-I, fator de crescimento presente no desenvolvimento neoplásico do sistema nervoso, através da construção de vectores que impedem a síntese desta oncoproteína ao nível da tradução e da transcrição: vectores que expressam o ARN anti-sentido do IGF-I ou o ARN do IGF-I formando uma tripla hélice ARN-ADN, respetivamente. As células de glioma transfectadas com estes vectores, quando injectadas *in vivo* em animais portadores de tumores de glioma ou de teratocarcinoma ou aplicadas no tratamento clínico de doentes com glioblastoma, induziram um efeito imunitário antitumoral (CD8+) acompanhado de um aumento da sobrevivência mediana dos doentes (resultados clínicos bem sucedidos obtidos nos E.U.A., E.U., China) [38,40].

RESULTADOS

Capítulo 1

Desenvolvimento normal do SNC - estudos *in vivo*

J. Trojan ,[12] *, M. Hajeri-Germond[1] , S.J. Bueno[2] , A. Pineiro[3] , J.A. Gaillard[4] , J. Uriel[1] ,[3]

1. CNRS - Inst. Andre Lwow, e INSERM U 602, Universidade Paris Sud, Villejuif, França; 2. Fac. Ciências da Saúde, Universidade UNAB& Clínica Foscal, Floridablanca, Colômbia; 3. Depto. Bioquímica, Fac. Ciências, Universidade de Saragoça, Espanha; 4. Lab. Histo-Patologia, Instituto Pasteur, Paris, França

* Autor correspondente

Introdução

A alfa-fetoproteína (AFP), a oncoproteína, a proteína sérica dominante no desenvolvimento inicial dos mamíferos, tem sido associada ao seu reaparecimento em tumores malignos, inicialmente no hepatocarcinoma [1]. A capacidade de sintetizar alfa-fetoproteína (AFP) é restrita, em embriões pós-implantação precoce, às células da endoderme visceral em torno da região embrionária do cilindro do ovo [2,3]. Mais tarde no desenvolvimento, a AFP é produzida predominantemente pelo saco vitelino e pelo fígado fetal [4]. A presença de AFP foi demonstrada por métodos imunocitoquímicos não apenas no fígado de fetos de ratos e camundongos, mas também em muitos outros tecidos embrionários e fetais, incluindo estruturas epiteliais e/ou mesenquimais dos rins, intestino, cérebro, pele, gônadas e coração que aparentemente não sintetizam a proteína [3,5,6]. Embora essas estruturas não sintetizem AFP, elas parecem possuir uma alta afinidade pela proteína.

Assim, foi recentemente chamada a atenção para a localização intracelular da AFP e da albumina sérica, SA, em cérebros fetais e neoplásicos de rato, ratinho e homem [6-11]. A fim de verificar se esta marcação com AFP tem um carácter específico e, consequentemente, algum significado fisiológico, realizámos um estudo sistemático da distribuição tecidular da AFP e de outras proteínas séricas (SA) no rato e no babuíno em desenvolvimento.

Relatamos aqui a demonstração imunocitoquímica de AFP e SA, no tubo neural e no cérebro de fetos de ratos e babuínos, e particularmente um esboço da localização de AFP e SA no cérebro de ratos durante o desenvolvimento fetal e pós-natal.

Material e métodos

Preparações de tecidos

Foram utilizadas várias estirpes de ratos (Wistar, Commentry, Buffalo). Os fetos (do 9th - 10º dia ao 19º dia de gestação) foram dissecados do útero, lavados rapidamente em solução salina tamponada (PBS) e fixados durante 72-94 h numa mistura fria de etanol-ácido acético (99: 1 v/v). Após a fixação, os fetos foram desidratados e incluídos em parafina. Os blocos foram armazenados a 4°C. Foram cortadas secções seriadas de 3-5 pm de espessura, montadas em lâminas de vidro e armazenadas a 4°C até à sua utilização. Os cérebros de ratos recém-nascidos e jovens foram dissecados sob anestesia com éter. Os órgãos foram lavados rapidamente em PBS, cortados ao meio segundo um plano sagital e tratados como descrito acima para fetos inteiros.

Três babuínas grávidas *(Papio cinocephalits)* e um jovem macho de dois meses de idade, provenientes do centro de reprodução do Laboratório de Primatologia de Villejuif, foram utilizados no presente estudo. Os fetos (9, 13 e 17 semanas de gestação) foram retirados por cesariana. Foram rapidamente colocados em solução salina tamponada (PBS) e fixados durante 48-76 horas numa mistura fria de etanol-ácido acético (99: 1; WV). As amostras foram então desidratadas, limpas, incluídas em parafina e armazenadas a 4°C até serem processadas para reacções imunocitoquímicas.

Hibridação in situ

As secções de tecido em criostato foram fixadas em paraformaldeído a 4%. Foram pré-hibridizadas em 40% de formamida, 40 mM de EDTA, 0,5M de NaCI, 1 x solução de Denhardt, 0,2% de dodecil sulfato de sódio (SDS), 200 µg/ml de ADN desnaturado de esperma de salmão, 250 ug/m1 de ARNt de levedura, 40 mM de tampão PIPES, pH 6,8, durante 2 horas a 37°C. Após a pré-hibridação, a hibridação foi efectuada no mesmo tampão com sondas de AFP e SAcDNA marcadas com^{35} S durante 15-18 horas a 37°C. As lâminas foram lavadas sucessivamente com 50% de formamida/2 x SSC, 2 x SSC + 10% de 3-mercaptoetanol a 37°C e, em seguida, com 2 x SSC a 50°C. Após desidratação em etanol, as lâminas foram revestidas com emulsão fotográfica e armazenadas durante 10-15 dias antes da revelação.

Imunocitoquímica

Tecido de rato:

Foram obtidos anti-soros de coelho específicos para a AFP e a SA do rato, tal como descrito anteriormente [12]. Os anticorpos foram isolados dos respectivos anti-soros pelo método de Avrameas e Ternynck [13]. Os anticorpos de coelho para a transferrina, Tf, foram obtidos de B. de Nechaud (Villejuif). O antissoro de coelho para imunoglobulinas de ratazana (IgG) era de Nordic (Tilburg, Países Baixos). Imediatamente antes da utilização, o título de anticorpos dos quatro produtos imunoquímicos foi aumentado para uma concentração final entre 0,05 e 0,15 mg/ml por diluição com 20% de soro de ovelha em PBS. O anticorpo de cabra anti-coelho IgG conjugado com peroxidase foi obtido no Institut Pasteur (Paris). A localização da AFP, SA, Tf e IgG foi efectuada pelo método da imunoperoxidase indireta. As secções foram desparafinadas, desidratadas, lavadas em vários banhos de PBS e tratadas durante 45-60 minutos com anticorpos específicos para uma ou outra das proteínas séricas investigadas. Após lavagem completa com PBS, as secções foram incubadas durante 45-60 minutos com IgG de cabra anti-coelho conjugada com peroxidase diluída (1:50, v/v) em PBS. A atividade da peroxidase nas secções foi desenvolvida por tratamento com o reagente de carbazol ou com diaminobenzidina, conforme descrito noutro local [8,14]. Em alguns casos, as secções foram contra-coradas com hematoxilina durante 45 segundos. Os controlos consistiram em: (a) incubação com imunoglobublinas normais de coelho (IgG) em vez de anticorpos específicos; (b) incubação apenas com soro marcado com peroxidase e, em seguida, coloração; (c) omissão de todas as incubações e coloração para a atividade da peroxidase endógena.

Tecido de babuínos:

Foram cortadas secções em série de 3-5 pm de espessura de blocos de parafina, montadas em lâminas de vidro e incubadas durante 45-60 min com anti-soros específicos para uma ou outra das proteínas séricas investigadas. A AFP, a SA e as imunoglobulinas (fragmentos Fab e Fc) foram demonstradas pelo método da imunoperoxidase indireta utilizando anti-soros de coelho específicos para as proteínas humanas homólogas [14]. Com exceção da AFP anti-humana preparada no nosso laboratório [12], todos os outros anti-soros foram adquiridos à Nordic (Países Baixos). A especificidade e a reatividade cruzada de cada antissoro em relação à proteína correspondente do babuíno foram verificadas através de testes de imunodifusão convencionais.

Antes da incubação, os anti-soros anti-AFP e anti-IgG foram imunoadsorvidos com um polímero sólido de soroalbumina humana preparado de acordo com a técnica de Avrameas e Ternynck [13]. A IgG de cabra anti-coelho conjugada com peroxidase, utilizada para a visualização da ligação dos anticorpos, era proveniente do Instituto Pasteur (Paris). Os controlos convencionais consistiram em: a) incubação com soro normal de coelho em vez de anti-soros específicos; b) incubação com soro conjugado com peroxidase seguida de coloração; c) omissão de todas as incubações e coloração para a atividade da peroxidase endógena. Um critério adicional de especificidade foi a ausência de marcação com anti-soros anti-IgG na mesma área das secções seriadas em que a AFP e a SA apresentavam coloração positiva.

Resultados

Cérebro de rato:

Utilizando a técnica de imunofluorescência, os anticorpos contra a SA deram uma reação positiva pela primeira vez durante o desenvolvimento fetal em embriões de 9-10 dias, enquanto a AFP não foi detectada durante este período. A AFP foi detectada pela primeira vez durante o desenvolvimento fetal em embriões de 12 - 13 dias. Por hibridação in situ do ARNm, o ARNm da SA deu um sinal forte em embriões de 8-9 dias, enquanto o ARNm da AFP deu um sinal fraco apenas em embriões de 9-10 dias (Figura 1). Nos espécimes examinados, um embrião masculino de 14 dias, a marcação da AFP foi observada em muitas regiões do cérebro, mas preferencialmente na borda do córtex cerebral e nas células ependimárias que revestem as cavidades ventriculares. As áreas periependimárias estavam apenas ligeiramente marcadas. Pelo contrário, os plexos coróides, os grandes vasos sanguíneos e as meninges apresentaram-se fortemente positivos. medida que o desenvolvimento fetal progride, a intensidade e a extensão da marcação aumentam.

A AFP foi localizada no cérebro do rato durante todo o desenvolvimento fetal observado e no período pós-natal até cerca de 18 a 20 dias de idade (Figuras 2a e 2b). Aos 19 dias de gestação, diversos grupos de células do suposto tipo neuronal foram corados positivamente em muitas regiões do cérebro, desde o bulbo olfatório e o teleencéfalo até a medula oblonga (Figuras 3 e 4). Tal como referido noutro local [8], a marcação com AFP foi observada simultaneamente noutras áreas do sistema nervoso central, incluindo gânglios intracranianos e da raiz dorsal e a medula espinal. Em todos os casos, apenas os corpos celulares e as estruturas neurofibrilares foram corados.

Após o nascimento, a coloração positiva era mais bem identificável em células individuais ou grupos de células de tipo neuronal. Praticamente todas as estruturas cerebrais, incluindo o córtex cerebral, o hipocampo, o hipotálamo e o cerebelo, foram marcadas mais ou menos fortemente, dependendo do tempo de desenvolvimento pós-natal. A localização da AFP foi, tal como no período fetal, intracitoplasmática e estendeu-se nos elementos neuronais aos seus prolongamentos axónicos e dendríticos (Figura 4). No cerebelo do neonato, a substância branca foi a primeira estrutura a aparecer corada. Aos 14-15 dias, os corpos celulares e os prolongamentos dos elementos de Purkinjes também foram marcados. Noutras áreas do cérebro, a marcação da AFP diminuiu após 6-8 dias pós-parto e tornou-se praticamente indetetável aos 18-20 dias, com exceção dos plexos coróides e das meninges, onde a coloração persistiu durante mais algum tempo.

A localização imunocitoquímica da SA no cérebro de ratazana revelou uma distribuição topográfica idêntica à acima referida para a AFP. A única diferença observada entre as duas proteínas foi uma certa deslocação no momento da marcação. A coloração positiva mais precoce com anticorpos para SA foi observada em embriões de 16-17 dias, em vez de 13-14 dias de gestação, como com anticorpos anti-AFP. Por outro lado, ainda foi detectada alguma marcação positiva para SA no córtex cerebral e no cerebelo até 25 dias após o nascimento. A marcação de controlo de secções cerebrais com anticorpos anti-IgG e antitransferrina não produziu resultados positivos em qualquer altura do desenvolvimento.

Cérebro de babuíno:

Observou-se uma forte marcação positiva para a AFP e a SA no cérebro fetal, bem como na retina fetal (originada do diencéfalo durante o desenvolvimento) do babuíno com 9 semanas de idade, como se pode ver nas figuras 5 e 6. Além disso, a localização de ambas as proteínas demonstrou o mesmo padrão de distribuição. Assim, observámos grupos ou agregados de células, na sua maioria de tipo neuronal, corados em praticamente todas as áreas cerebrais desde o telencéfalo até à medula oblonga, incluindo o córtex cerebral, hipocampo, regiões talâmicas e hipotalâmicas e núcleos do tronco cerebral. A retina sensorial do olho foi marcadamente positiva, nomeadamente ao nível da camada de células ganglionares e da camada de fibras nervosas (figura 6). A marcação estendeu-se a toda a medula espinal, onde muitos dos grandes neurónios motores do corno anterior e do processo neurofibrilar apresentaram uma reação positiva. No córtex cerebral, a reação mais forte concentrou-se nas células ependimárias que revestem o espaço ventricular. A partir daqui, a reação diminuiu de intensidade, passando por camadas alternadas de células marcadas e não marcadas, e quase desapareceu na placa cortical e na zona marginal.

A nível celular, a reação específica foi sistematicamente citoplasmática e estendeu-se muito frequentemente a segmentos dendríticos e axónios, bem como a processos neurofibrilares. Regra geral, as áreas germinais com muitas figuras mitóticas ou as áreas com elevada densidade nuclear das células não foram coradas ou foram mal coradas.

Quanto à localização da SA, esta proteína também foi positiva no cérebro e noutras estruturas neurais do feto de 13 semanas, mas diminuiu abruptamente no feto mais velho estudado. Foram encontradas numerosas fibras de mielina e células gliais bem arborizadas, principalmente na camada ependimal em torno dos espaços ventriculares. O cérebro do feto com 13 semanas de idade apresentou um padrão intermédio.

Discussão

A distribuição topográfica da AFP e da SA sugere que a via preferencial de penetração da proteína na parede cerebral é transependimária e que parece possuir uma atividade diferencial, uma vez que, ao contrário da AFP e da SA, as moléculas de IgG também presentes no espaço ventricular não são internalizadas. Parece que a rápida diminuição da coloração da AFP e da SA no tecido nervoso pode ser atribuída, em parte, a uma alteração da permeabilidade celular devida à mielogénese progressiva e também ao desenvolvimento avançado das células gliais.

Os dados disponíveis dão a impressão geral de que: *a)* ambas as proteínas séricas são internalizadas pela maioria dos derivados do tubo neural e da crista neural durante um período transitório das suas vias de maturação e *b)* em cada área, o processo diminui à medida que a mielinização e o desenvolvimento das células filiais progridem.

No que diz respeito ao sistema nervoso em desenvolvimento [15-20], as observações aqui apresentadas levam à conclusão de que a presença intracelular de ambas as proteínas é provavelmente geral para o desenvolvimento do SNC [610,17,21,22]. A ampla distribuição da marcação sugere fortemente que ela resulta da captação de proteínas, em oposição à síntese *in situ*. Esta interpretação é apoiada por relatórios anteriores sobre a presença de AFP em tecidos fetais de origem não neural [3,5,23].

Os dados morfológicos aqui apresentados sugerem que a presença de AFP e SA em elementos neuronais do cérebro em desenvolvimento pode estar relacionada com as propriedades de ligação destas proteínas séricas aos estrogénios [24,25], ácidos gordos [26-29], bilirrubina [30] e cobre [31], substâncias que desempenham um papel importante na maturação do sistema nervoso. A potencialidade fisiológica desta função é sustentada pela existência de uma transferência feto-materna e materno-fetal ativa de PFA [32]. A taxa de incorporação de ácidos gordos no cérebro de ratos em aleitamento está correlacionada com a taxa de produção de AFP durante o mesmo período de desenvolvimento [27]. Finalmente, o cérebro, que apresenta uma marcação fortemente positiva para AFP e SA, é também conhecido por ser um órgão com o maior teor de ácidos gordos polinsaturados [33]. Como indicado acima, a AFP intracelular no cérebro de babuíno diminui com o desenvolvimento de fibras de mielina e células filiais. Uma correlação negativa semelhante foi encontrada por Crawford e seus colegas [34] em fetos humanos e neonatos, onde a acumulação cerebral de polienoatos de cadeia longa diminui quando a síntese de ácidos gordos envolvidos na mielinização aumenta.

Mais recentemente, foram apresentadas provas experimentais de que a AFP exógena pode ser internalizada por elementos semelhantes a neurónios em culturas primárias de células dissociadas de hemisférios cerebrais de ratos fetais, cultivadas em meio sem soro. É interessante notar que a capacidade de incorporar a AFP foi demonstrada principalmente por neurónios em maturação, enquanto os elementos indiferenciados ou pouco diferenciados permaneceram negativos para a AFP. Por outro lado, trabalhos anteriores também demonstraram a ausência de síntese *in situ* de AFP no cérebro pós-natal de ratos [35]. Pelo contrário, demonstrámos a radiomarcação intracelular do córtex cerebral e de outras estruturas cerebrais de fetos de ratos após a injeção de AFP marcada com 125J em ratas grávidas (Figura 7). Todas estas observações apoiam fortemente a conclusão de que a presença intracelular de AFP no sistema nervoso em desenvolvimento se deve, na sua maior parte, à absorção de proteínas e não à síntese *in situ* [36,11]. Esta observação também diz respeito à nossa experiência com outras oncoproteínas e especialmente com o fator de crescimento IGF-I, presente tanto no soro e nos tecidos durante o período fetal como no soro e nos tecidos neoplásicos, incluindo os tumores cerebrais [37]. Além disso, os estudos sobre o primeiro aparecimento de oncoproteínas durante o desenvolvimento embrionário precoce, AFP e SA [3,5,38,39], e IGF-I [40,41], conduzem este tipo de investigação para o tema da neurogénese proveniente de células estaminais neuronais [42-46], e células estaminais embrionárias cancerígenas que produzem derivados neurogliais [11,19,20,38,47-51].

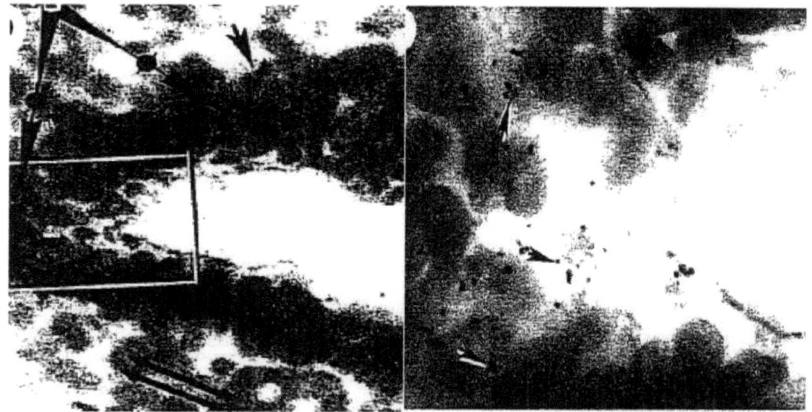

Figura 1. Embriões de rato 9 - 10 dias após o coito, p.c.. (esquerda) A fotografia mostra a hibridação *in situ* do ARNm da AFP. As áreas de acumulação de grãos são indicadas por setas. O útero não apresenta grãos. (direita) Ampliação da área em caixa mostrada na foto anterior. Algumas células rodeadas por grãos estão identificadas por setas. O foco da foto está no nível das células. Coloração com hematoxilina (x250) (x400)

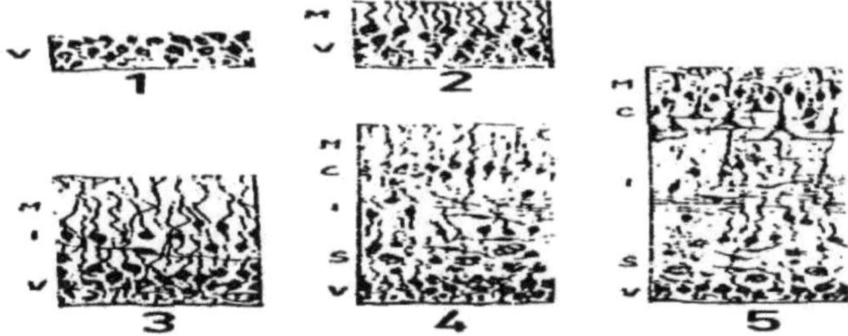

Figura 2a. Desenho esquemático das cinco fases de desenvolvimento do sistema nervoso central dos vertebrados, ilustrando a nomenclatura do Comité de Boulder [24]. V=Zona ventricular; M=Zona marginal; J=Zona intermédia; C=Placa cortical; S=Zona subventricular. No cérebro em desenvolvimento do rato: 1 corresponde a 11-12 dias 'postcoitum'; 2 a 13-14 dias; 3 a 15-16 dias; 4 a 17-19 dias; 5 a 20-22 dias.

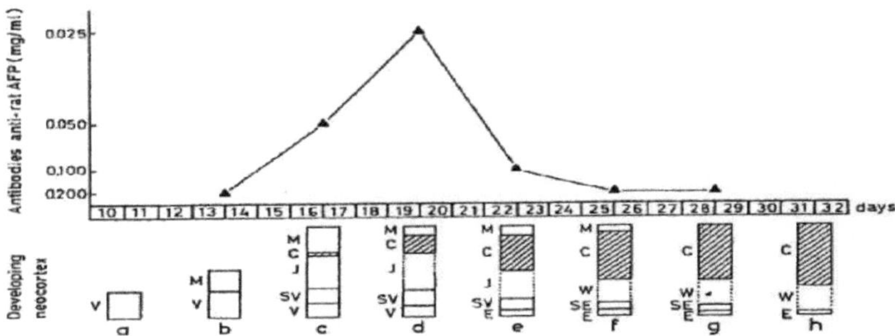

Figura 2b. A parte superior da figura resume a marcação com imunoperoxidase da AFP no córtex cerebral do rato. Os pontos finais da coloração são mostrados em várias idades (dias "postcoitum"). A parte inferior da figura representa os principais eventos neuro-histogénicos desde as zonas embrionárias básicas até ao córtex cerebral (com base nas descobertas de *Berry* [15,16] e modificadas por observações no nosso próprio material). As colunas referem-se a áreas escolhidas arbitrariamente: A meio caminho da superfície lateral do hemisfério. M=Zona marginal; V=Zona ventricular; J=Zona intermédia; SV=Zona subvetricular; C=Placa cortical e córtex; SE=Camada subependimária; E=epêndima; W=Matéria branca.

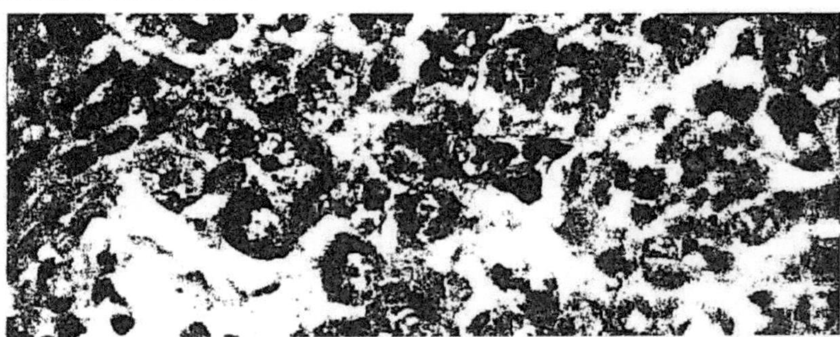

Figura 3. Feto de rato no 19º dia de gestação. O dia da máxima diferenciação do cérebro fetal e, paralelamente, da máxima intensidade da coloração da AFP. A técnica de imunoperoxidase indireta mostra a localização intracelular da AFP (coloração positiva escura) no gânglio intracraniano de Gasser. Contracoloração com hematoxilina (X 400)

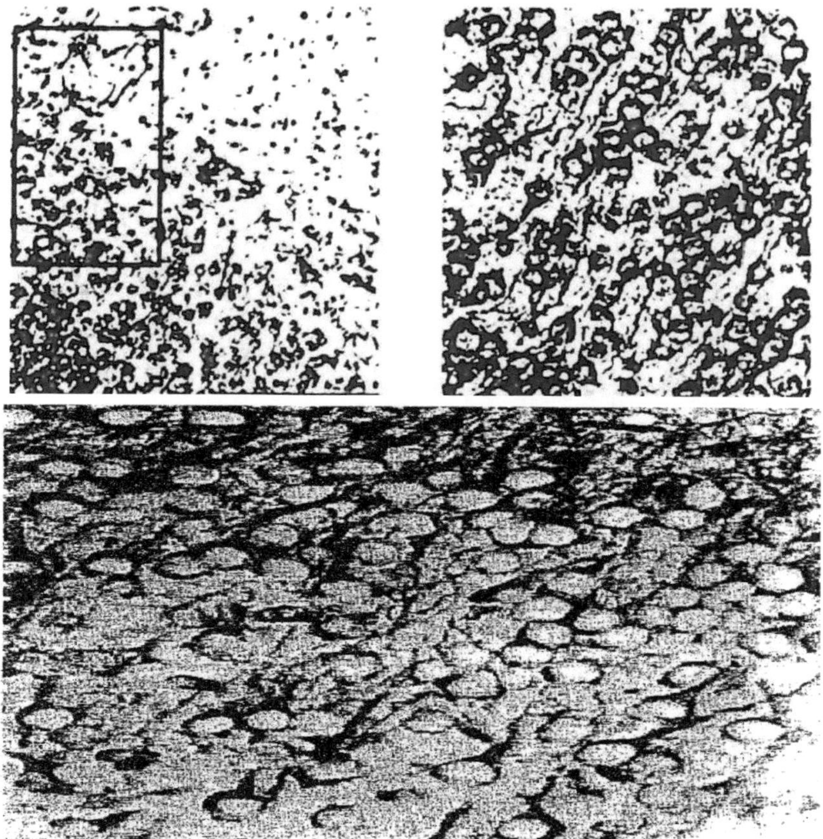

Figura 4. Cérebro de rato pós-natal - 6th dia. (em cima à esquerda) Hipocampo, e (em cima à direita), o fragmento aumentado da área marcada na foto anterior. (em baixo) Outra área do hipocampo mostrando os prolongamentos axónicos fortemente marcados. Marcação da AFP com imunoperoxidase.

(em baixo) coloração de contraste com Eosina. (x 250) (x 400)

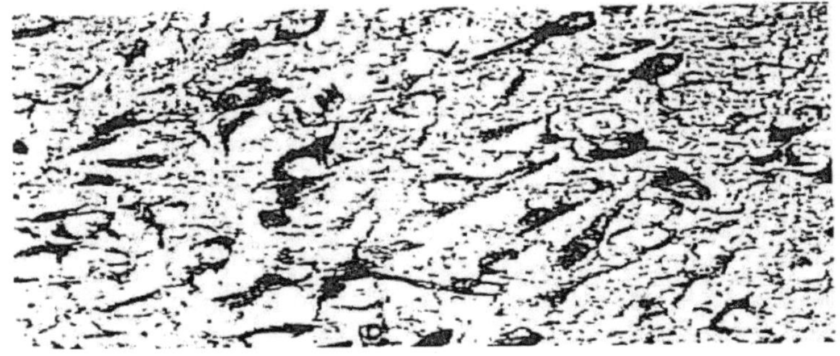

Figura 5. Feto de babuíno - 9 semanas de idade. Secção sagital através do rombencéfalo. Coloração de AFP por imunoperoxidase. Notar os axónios marcados das células neurais (x 400).

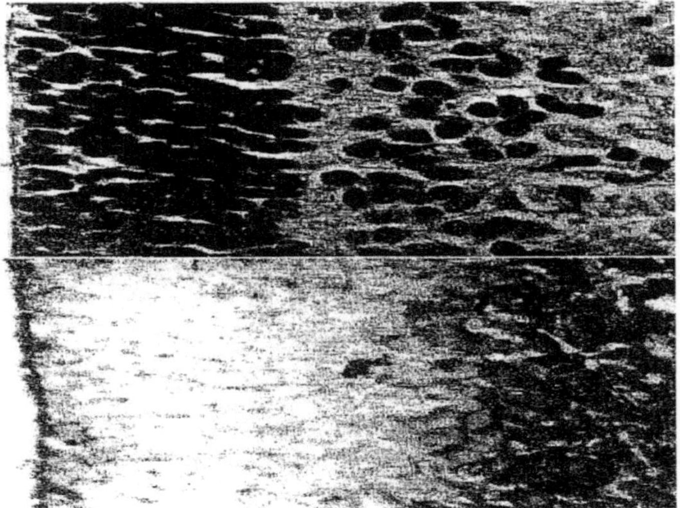

Figura 6 - Feto de babuíno - 9 semanas de idade. Retina neural. (em cima) Coloração com hematoxilina-eosina; (em baixo) Coloração com imunoperoxidase para alfa-fetoproteína. Notar a forte marcação das camadas internas (à direita). (X 400)

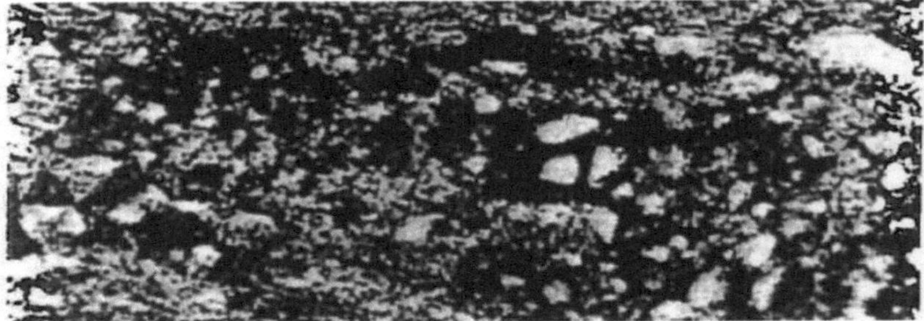

Figura 7. Cérebro de um feto de rato com 17 dias de idade. Acumulação de AFP radiomarcada. Uma ratazana grávida foi injectada por via intravenosa no 15° dia de gestação com AFP marcada com 125J

(10 PCi). Quarenta horas mais tarde, o animal foi perfundido intracardialmente com solução salina. Os fetos foram então retirados dos cornos uterinos e processados conforme indicado em Material e Métodos. Foram montadas secções em série de 3-5 um de espessura em lâminas de vidro, retiradas da parafina, revestidas com emulsão fotográfica L-4 Ilford e armazenadas no escuro. As autorradiografias foram obtidas 10-14 dias depois. Notar a acumulação de grãos de prata no citoplasma dos neurónios. (X 250)

Referências

1. Abelev G.I. Produção de soro embrionário 1-globulina por hepatomas. Revisão de dados experimentais e clínicos. Cancer Res, 1968; 2: 1344-50.

2. Wilson JR, Zimmernian EF. Yolk sac: site of developmental microheterogeneity of mouse alpha-fetoprotein. Develop Biol, 1976; 54: 187-200.

3. Dziadek M, Adamson E. (1978): Localização e síntese de alfa-foetoproteína em embriões de rato pós-implantação. J Embryol Exp Morph, 1978; 43: 289-313.

4. Gitlin D, Boesman M. (1967): Proteínas séricas específicas do feto em vários mamíferos e sua relação com a a-fetoproteína humana. Comp Biochem Physiol, 1967; 21: 327-36.

5. Basteris B. (1979): Immunofluorescent localization of alpha-fetoprotein and albumin in embryonic fetal and new-born rat. In: FG Lehman "Carcino-Embryonic Proteins. Chemistry, Biology, Clinical Application", Ed. Elsevier/North Holland Biomedical Press, Amesterdão, Vol. II pp. 353-6.

6. Trojan J, Uriel J. Localisation intracellulaire de l'alpha-foetoproteine et la serumalbumine dan le systeme nerveux central du rat au cours du developpement foetal et post-natal. C R Acad Sci (Paris), 1979; 289: 1157-60.

7. Mollgard K, Jacobsen M, Clausen PP, Saunders NR. Immunohistochemical evidence for an intracellular localization of plasma proteins in human foetal choroid plexus and brain. Neurosci Letters, 1979; 14: 85-90.

8. Benno MR, Williams TM. Evidence for intracellular localization of alpha-fetoprotein in the developing rat brain. Brain Res, 1978; 142: 182-6.

9. Torrand-Allerand CD. Coexistência de imunorreactividade de AFP, albumina e transferrina em neurónios do cérebro de rato em desenvolvimento. Nature, 1980; 286: 733-4.

10. Trojan J, Cloix J-F, Ardourel M, Chatel M, Anthony D. IGF-I biology and targeting in malignant glioma. Neurosci, 2007; 145(3): 795-811.

11. Castillo T, Trojan A, Noguera MC, et al. Experiência epistemiológica na elaboração de tecnologia de biologia molecular para terapia imunogénica (em espanhol). Rev Cien, 2016; 2 (25): doi: 10.14483/udistrital.jour.RC.2016.25.a6

12. De Nechaud B, Uriel J. Antigenes celluraires transitoires du foie de rat. I. Secretion et synthese des proteins seriques foeto-specifiques au cours du developpement et de la regeneration hepathique. Int J Cancer, 1971; 8: 71-80.

13. Avrameas S, Ternynck T. The cross-linking of proteins with glutaraldehyde and its use for the preparation of immunoadsorbents. Immunochem. 1969; 6: 53-66.

14. Trojan J, Pan YX, Wei MX, et al. Metodologia para terapia anti - gene anti - IGF-I de tumores malignos. Chemother Res Pract, doi:10.1155/2012/721873; 2011/2012

15. Comité de Boulder. Embryonic vertebrate central nervous systems: revised terminology. Anat Rec, 1970; *66:* 257-62.

16. Berry M. Desenvolvimento do neocórtex cerebral do rato. In: Gottlieb " Aspects of neurogenesis", Ed. Academic Press, Londres, 1974, pp 8-30.

17. Trojan J, Uriel J, Deugnier MA, Gaillard J. Estudo quantitativo imunocitoquímico da alfa-fetoproteína no desenvolvimento neural normal e neoplásico. Dev Neurosci, 1984; 6: 251-9.

18. Dambska M, Wisniewski K. Normal and pathologic development of the human brain and spinal cord. Ed. John Libbey & Comp, Londres, 1999.

19. Harding BN, Golden JA. Developmental neuropathology. Internat Soc Neuropathol, Basileia, Suíça, 2004.

20. Bera MF, Connors BW, Paradiso MA. Neurociência. Explorando o cérebro. 4th edition. Ed. Wolters Kluver, NY, 2016.

21. Trojan J, Uriel J. Immunocytochemical localization of alpha-fetoprotein in the developing rat brain. J Oncodevelop Biol Med, 1980; 1: 107-11.

22. Trojan J, Kasprzak H, Anthony DD. Como parar o desenvolvimento do cérebro neoplásico glial: Antisense strategy. In: MF Bezerra, CR Alves "Glioblastoma: Factores de risco, diagnóstico e opções de tratamento", Ed. Nova Science Publishers Inc, NY, 2012, cap. 6, pp 1-14.

23. Trojan J, Uriel J. Immunocytochemical localisation of alphafetoprotein (AFP) and serum albumin (ALB) in ecto-, meso- and endodermal tissue derivatives of the developing rat. J Oncodev Biol Med, 1982; 3(2): 13-22.

24. Nunez E, Savu L, Engelman F, et al. Origine embryonnaire de la protein serique fixant l'oestrone et l'oestradiol chez la ratte impubere. CR Acad Sci (Paris),1971; 273: 242-5.

25. Uriel J, de Nechaud B, Dupiers M. Estrogen-binding properties of rat, mouse and man fetospecific serum proteins; Demonstration by immuno-autoradiographic methods. Biochim Biophys Res Commun, 1972; 46: 1175-80.

26. Parmerlee DC, Evenson MA, Deutsch HR. The presence of fatty acids in human a -fetoprotein, J Biol Chem, 1978; 253, 2114-9.

27. Pineiro A, Olivito AM, Uriel J. Fixação de ácidos gordos polinsaturados pela alfa-fetoproteína e albumina sérica de rato; relação com a incorporação destes ácidos pelo cérebro de rato em desenvolvimento. CR Acad Sci (Paris), 1979: 289: 1053-6.

28. Benassayag C, Vallette C, Delorme J, et al. High affinity of nonesterified pony- unsaturated fatty acids for rats alpha-fetoprotein (AFP). J Oncodevelop Biol Med, 1980; 1: 27-36.

29. Carlsson NK, Estes T., Degroot J, et al. Affinity of alpha-fetoprotein for arachidonate and other fatty acids. Biochem J, 1980; 190: 301-15.

30. Ruoslahti E, Estes T, Seppala M. Binding of bilirubin by bovine and human alphaprotein. Biochim Biophys Ata (Antsy), 1979; 578: 511-9.

31. Aoyagi Y, Ikenaka T, Ichida F. Copper-binding ability of human alpha-fetoprotein. Scand J Immunol, 1978; 8(1): 385-389,

32. Sell S, Don A. Rat alphafetoprotein. Catabolismo e distribuição materna fetal. J Nut Cancer Ins, 1974; 52: 1483-9.

33. Tinoco J, Babcock R, Hincenberg L, et al. Linoleico e deficiência. Lipids, 1979; 14: 166-73.

34. Crawford MA, Massam AG, William G, Whitehouse W. Fetal accumulation of long-chain polyunsaturated fatty acids (acumulação fetal de ácidos gordos polinsaturados de cadeia longa). In: NG Bazan, RR Brenner, NM Giusto "Function and Biosynthesis of Lipids", Ed. Plenum Press, NY, 1971, pp 135-143.

35. Mizejewski GJ. Biological roles of Alpha-Fetoprotein during pregnancy and perinatal development. Exp Biol Med; 2004; 229(6): 439-463

36. Uriel J, Faivre-Bauman A, Trojan J, Foiret D. Demonstração imunocitoquímica da captação de

alfa-fetoproteína por culturas primárias de células do hemisfério fetal do cérebro do rato. Neurosci Lett, 1981; 27: 171-5.

37. Trojan A, Aristizabal B, Jay LM, et al. Teste do biomarcador IGF-I num contexto ético. Adv Modern Onco Res, 2016; 2(4), doi: 10.18282/amor:v2:i4.58

38. Trojan J, Naval X, Johnson T, et al. Expressão da albumina sérica e da alfa-fetoproteína em estruturas embrionárias primitivas normais e neoplásicas de teratocarcinoma murino. Molec Reprod Dev, 1995; 42 (4): 369-78.

39. García-García AG, Polo-Hernández E, Tabernero A, Medina JM. A alfa-fetoproteína (AFP) modula o efeito da albumina sérica no desenvolvimento cerebral, restringindo o efeito neurotrófico do ácido oleico. Brain Res, 2015; 1624: 45-58.

40. Holthuizen E, Le Roith D, Lund PK, et al . Conceitos modernos sobre os factores de crescimento semelhantes à insulina. Ed. Elsevier, NY, 1991.

41. Baserga R. Oncogenes e estratégia dos factores de crescimento. Cell, 1994; 79: 927-30.

42. Doetsch F, Garcia-Verdugo JM, Alvarez-Buylla A. Composição celular e organização tridimensional da zona germinal subventricular no cérebro adulto de mamíferos. J Neurosci, 1997; 17(13): 5048-81.

43. Alvarez-Buylla A, García-Verdugo JM. Neurogénese na zona subventricular do adulto. J Neurosci, 2002; 22(3): 629-34.

44. Gage FH, Temple S. Neuron perspective neural stem cells: generating and regenerating the brain. 2013; http://dx.doi.org/10.1016Zj.neuron.2013.10.037

45. Gebara E, Bonaguidi MA, Becker vor der Sandforth R, et al. Heterogeneidade das células gliais radiais no hipocampo adulto. Stem Cells, 2016; 34(4): 997-1010.

46. Pino A, Fumagalli G, Bifari F, Decimo I. Novos neurónios no cérebro adulto: distribuição, mecanismos moleculares e terapias. Biochem Pharmacol, 2017; 141: 4-22.

47. De Armond SJ, Vandenberg SR, Herman MH. Neural differentiation in the OTT 60-50 mouse teratoma: effects of intracerebral environment on the neural differentiation of embryoid bodies. Virchows Arch B Zell Path, 1981; 393: 39-52.

48. François JC, Duc HT, Upegui-Gonzalez LC, et al. Alterações na tumorigenicidade de células de carcinoma embrionário por IGF-I de tripla hélice induzidas por alterações na imunogenicidade e apoptose. Life Sci, 2001; 68(3); 307-19.

49. Pantar A. Evolução da biologia molecular dos tumores cerebrais e implicações terapêuticas. Ed. InTech, Viena, Riyeka, 2013.

50. Calaminus G, Bamberg M, Harms D, et al. Tumores de células germinativas do SNC com secreção de AFP/ß-HCG: Resultado a longo prazo relativamente aos sintomas iniciais e à ressecção do tumor primário. Resultados do ensaio cooperativo MAKEI 89. Neuropediatria, 2005; 36(2): 71-7.

51. Trojan A, Jay LM, Briceno I, et al. IGF-I, gene IGF-I e diagnóstico. In: J Trojan " Terapia imunogénica do cancro. Abordagem anti - gene anti IGF-I. Caso de glioblastoma". Ed. Lambert Academic Publishers, Saarbrucken, Alemanha, 2017, pp 7-28.

Agradecimentos

O texto deste capítulo é baseado em artigos publicados: CR Acad Sci, 289(15): 1157-1160; 1979, e J Oncodev Biol Med, 1: 107-111; 1980, e Pathol Biol, 30(2): 79-83; 1982, e Ann NY Acad Sci USA, 412 ; 321-329; 1983, e Dev Neurosci, 6; 251-259; 1984, e Molec Reprod Dev, 42 (4): 369-378; 1995, e Neurosci, 145(3): 795-811; 2007, e Revista Cien, 2 (25): 2016, doi: 10.144, e Adv Modern Onco Res, 2(4): 2016, doi: 10.18282/amor:v2:i4.58

Capítulo 2

Desenvolvimento normal do SNC - estudos *in vitro*

J. Trojan ,[12] *, M. Hajeri Germond[1] , J.M. Boutry[3] , A. Pineiro[4] , J. Uriel ,[14] J.J. Hauw[3]

1. CNRS - Inst. Andre Lwow, e INSERM U 602, Universidade Paris Sud, Villejuif, França; 2. Fac. Ciências da Saúde, Universidade UNAB e Clínica Foscal, Floridablanca, Colômbia; 3. Neuropatologia R. Escourolle, Hospital Salpetrière, Paris; 4. Depto. Bioquímica, Fac. Ciências, Universidade de Saragoça, Espanha

* autor correspondente

Introdução

Os estudos sobre a localização imuno-química da alfa-fetoproteína, AFP [1,2], a globulina mais antiga a aparecer no soro de animais em desenvolvimento, no sistema nervoso de mamíferos [3-13] e aves [14], demonstraram a presença intracelular da proteína na maioria dos derivados da crista neural e do tubo neural durante um período transitório das suas vias de maturação. Descobertas anteriores de que a marcação com AFP pode também estender-se a uma variedade de tecidos fetais de origem não neural sugerem que a proteína pode desempenhar algum papel no processo de diferenciação-maturação de células e tecidos.

A presença intracelular de AFP nos neurónios do sistema nervoso central (SNC) ou periférico em desenvolvimento de mamíferos e aves [1,3,4,15-17] é agora um facto bem estabelecido. Por métodos imunocitoquímicos, a maioria dos derivados da crista neural e do tubo neural são marcados para AFP durante um período transitório da sua maturação. A AFP foi localizada essencialmente no citoplasma e nos processos de elementos semelhantes a neurónios, provavelmente neuroblastos mitóticos e/ou pós-mitóticos, neurónios imaturos. Ambas as proteínas desaparecem das células que se aproximam da maturidade completa.

A origem da AFP neural permanece em debate. Trabalhos recentes *in vivo* em mamíferos e aves sugerem a origem exógena da AFP intracelular no SNC [14,18-20], enquanto outros relatórios concluem que a proteína pode ser sintetizada *in situ* [21]. Trabalhos experimentais *in vivo* [22-24] e *in vitro* [14] sugeriram a origem exógena da maior parte da AFP intracelular no SNC. Não foram encontradas transcrições de mRNA para AFP em cérebros de ratos ou camundongos em desenvolvimento [25,26]. No entanto, outros relatórios concluíram que a proteína pode ser sintetizada transitoriamente *in situ* [21, 27-29].

Apresentamos aqui evidências experimentais de que a APP exógena pode ser internalizada por elementos semelhantes a neurónios em culturas primárias de células dissociadas de hemisférios cerebrais de ratos fetais, cultivadas em meio sem soro. Além disso, considerando a ampla distribuição da APP intracelular em todo o SNC, mostramos que esta proteína pode ser internalizada pela retina. (A retina sensorial é derivada do diencéfalo em desenvolvimento durante o desenvolvimento embrionário e, portanto, é realmente uma parte integrante do cérebro [30]). Demonstramos aqui provas de que tanto as culturas primárias de células cerebrais de ratinho como as culturas organotípicas de retina de galinha podem incorporar AFP purificada exógena (e SA) em condições experimentais adequadas; estudámos a possível correlação entre a diferenciação da retina neural [11, 22, 23, 30-32] e a presença e/ou absorção de AFP exógena. No caso da AFP, esta incorporação está associada a um certo grau de diferenciação celular e tecidular; não encontrámos uma relação semelhante para a SA.

Material e métodos

Células cerebrais do rato

Proteínas do soro

A AFP de rato foi isolada do líquido amniótico de rato por cromatografia de afinidade [33]. Foram utilizadas preparações homogéneas de AFP contendo menos de 2% de impurezas, conforme revelado por eletroforese de poliacrilamida-agarose [34]. As preparações (1 mg AFP/ml) foram dialisadas e armazenadas a -30°C até serem utilizadas. A preparação de imunoglobulina de ratinho (IgG) foi uma oferta do Dr. M. Stanislawski (Institut de Recherches sur le Cancer, Villejuif, França).

Cultura celular

thAs culturas primárias de cérebro foram iniciadas a partir de ratos fetais albinos suíços (Ilfa Credo, Franhoce) no 10º dia de gestação; a técnica de iniciação e o meio isento de soro utilizados neste estudo foram essencialmente os descritos anteriormente [35]; foi introduzida uma modificação na preparação das placas de cultura: As placas Falcon foram sucessivamente incubadas com gelatina (250 ug/ml, de pele de suíno) durante 30 min e depois com Polilisina (10 ug/ml, peso molecular > 70 000) durante duas horas. Após extensas lavagens em PBS, as placas foram irradiadas durante a noite sob iluminação U.V.. Antes do início da cultura, é necessária uma incubação das placas revestidas com gelatina-polilisina na presença de 10% de soro fetal de vitelo para permitir a fixação das células, tal como descrito anteriormente [35]. O meio foi primeiro removido após 5 dias com 2 ml de meio livre de soro recentemente preparado.

Após diferentes períodos *in vitro,* as culturas foram incubadas durante 24 horas na presença de 1 ml de meio isento de soro contendo 80 a 150 ug de AFP de ratinho. As culturas de controlo foram incubadas em paralelo em 1 ml de meio isento de soro, isoladamente ou suplementado com IgG de ratinho (100 ug/m1). As culturas tratadas e de controlo foram depois lavadas três vezes com PBS e fixadas durante 30 minutos com etanol a 70% contendo 2% de ácido acético. Após a remoção do fixador, as placas de cultura de tecidos foram deixadas a secar ao ar. Foram armazenadas a 4°C até serem submetidas a reacções imuno-citoquímicas.

Imunocitoquímica

O antissoro específico anti-AFP de ratinho foi produzido em coelho como descrito anteriormente [33]. Os anticorpos foram isolados a partir deste soro antissoro pelo método de Avraemas e Ternynck [36]. O antissoro de coelho para nmnunoglobulinas de ratinho (IgG) foi obtido da Nordic (Países Baixos). Imediatamente antes da utilização, os títulos de anticorpos foram aumentados para uma concentração final de 0,10 a 0,15 mg/ml por diluição com 20% de soro de ovino em PBS. A IgG de cabra anti-coelho conjugada com peroxidase era proveniente do Institut Pasteur (Paris).

A localização da AFP e da IgG de ratinho foi feita pela técnica de imunoperoxidase indireta, com os controlos adequados, tal como descrito noutro local [8,37]. As soluções anti-AFP ou anti-IgG foram colocadas nas placas de cultura de tecidos (1 ml por placa) e deixadas a incubar durante 45 minutos à temperatura ambiente. Após três lavagens sucessivas com PBS, as culturas foram tratadas com IgG de coelho de cabra conjugada com peroxidase (1 ml de diluição 1:50 em PBS, por placa). A atividade da peroxidase foi desenvolvida por incubação em diaminobenzidina.

Retina de galinha

Proteínas do soro

A AFP de galinha, a albumina de soro de galinha (SA) [14], a SA de rato (Nordic, Países Baixos), a IgG de rato (Sigma, St. Louis, Mo., EUA) e a L-lisina (as últimas três proteínas utilizadas como controlos negativos [38]) foram conjugadas com isotiocianato de fluoresceína (FITC) de acordo com a técnica descrita anteriormente [38].

Culturas de órgãos

Os olhos de embriões com 4, 7, 9 e 13 dias de idade e de animais com 2 dias após a eclosão foram dissecados em condições estéreis e transferidos muito rapidamente para 2 ml de meio isento de soro (SFM-mistura de HAM F12 e DME [14, 35]). Foi subtraído um volume de 200 til do corpo vítreo e substituído pelo mesmo volume de SFM contendo 200 fig. de FITC-AFP ou FITC-SA ou 200 tg de FITC-rat SA ou 200 sg de FITC-rat IgG. As injecções de controlo no corpo vítreo de todos os olhos continham as mesmas quantidades de fluoresceína que os conjugados FITC-proteína. Os órgãos foram incubados durante 2 h numa atmosfera humidificada de 5% de CO2-95% de ar a 37 °C antes de serem lavados em PBS e fixados durante 24 h a 4 °C com etanol a 70% contendo 1% de ácido acético. Os tecidos foram então desidratados e incluídos em parafina de acordo com as técnicas convencionais.

Imunocitoquímica

Os olhos inteiros de embriões de 3 a 19 dias de idade e de animais 2 dias após a eclosão foram excisados, lavados rapidamente em solução salina tamponada (PBS) e fixados durante 48-76 h em etanol (70% em PBS, ácido acético 1%). Os tecidos foram então desidratados, limpos, incluídos em parafina e armazenados a 4 °C até à sua utilização. Foram cortadas secções em série de 4 um de espessura dos blocos de parafina, montadas em lâminas de vidro para microscópio, desparafinadas e processadas para reacções imunocitoquímicas.

Os anti-soros específicos para a AFP de galinha purificada foram obtidos conforme descrito anteriormente [14]. Os anticorpos foram isolados do antissoro pelo método de Avrameas e Ternynck [36]. A IgG anti-coelho de cabra conjugada com peroxidase foi obtida do Institut Pasteur, Paris, França. A localização da AFP nas retinas neurais foi efectuada pelo método da imunoperoxidase indireta com os controlos apropriados, tal como descrito noutro local [8,37,39,40].

Resultados

Células cerebrais

No período de cultura aqui examinado, de 5 a 9 dias, vários tipos de células puderam ser observados em microscopia: aglomerados de pequenas células redondas previamente identificadas como células neuroepiteliais primitivas e células semelhantes a neurónios que migravam individualmente ou ao longo de cabos e que apresentavam extensões. Uma camada basal de células planas não neuronais parecia descontínua e pouco desenvolvida em meio sem soro. Entre os dias 5 e 9, a migração e a maturação das células prosseguiram continuamente. Nas presentes experiências, a adição de AFP durante 24 horas às culturas nos dias 5, 6, 7 ou 8 não produziu quaisquer alterações morfológicas significativas em comparação com os controlos que cresceram na ausência da proteína. Quando as culturas foram tratadas com AFP no dia 5, não foi possível demonstrar células marcadas com AFP no dia 6. Por outro lado, a marcação foi positiva quando as culturas foram tratadas no dia 6, 7 ou 8 e examinadas 24 horas mais tarde. O número de células AFP-positivas e a intensidade da coloração aumentaram consideravelmente com a maturação da cultura e atingiram um patamar nos dias 8 e 9. As Figuras 1 e 2 mostram imagens caraterísticas da marcação com AFP em culturas paradas no dia 8. Em regra, apenas alguns depósitos macrogranulares positivos para AFP, dispersos entre células não coradas, eram visíveis no centro dos aglomerados de células. Na periferia, no entanto, numerosas células apareceram marcadas positivamente (Figura 1). A sua coloração estava limitada ao corpo celular, com uma polaridade frequentemente marcada. Observaram-se neurónios AFP-positivos bem diferenciados com processos unipolares ou bipolares ao longo de cabos e feixes entre agregados celulares. Além disso, toda a rede de neurites, processos rectilíneos e filamentos foi também corada positivamente (Figura 1). Notou-se uma marcação particularmente densa no citoplasma, bem como nos processos de alguns neurónios bem diferenciados. Algumas células poliedricas com caraterísticas gliais ou ependimárias, também cultivadas nas culturas, apareceram positivas para AFP. A coloração era, no entanto, mais ligeira do que a observada nos elementos neuronais, exibindo depósitos finos e granulares que ocupavam todo o corpo celular em torno do núcleo. Não foram observados outros tipos de células marcadas para AFP nas culturas. Apenas se observou um fundo fino e colorido na camada celular basal e em algumas células semelhantes a fibroblastos. Os núcleos celulares, independentemente do tipo de célula considerado, foram sistematicamente negativos para AFP.

Não foi observada qualquer marcação da APP quando, antes da incubação, os anticorpos contra a AFP foram tratados com um imunoadsorvente de AFP feito de um polímero de líquido amniótico de rato.

As culturas de controlo cultivadas em meio sem soro apenas dos dias 1 a 9 foram negativas para a AFP. Não foi revelada qualquer coloração positiva para o antissoro IgG de ratinho em culturas tratadas com IgG de ratinho em vez de AFP:

Retina

O exame de fluorescência de secções desparafinadas de órgãos incubados com proteínas FITC, montadas em glicerol-PBS sob uma lamela de vidro e visualizadas sob iluminação epifluorescente utilizando um microscópio invertido IM35 Zeiss, indica que a fluorescência, após incubação com FITC-AFP ou FITC-SA, está presente não só no interior do próprio corpo vítreo, mas também para além do epitélio pigmentar na esclerótica e no tecido mesenquimatoso, um resultado que indica que a concentração testada em FITC-AFP (ou FITC-SA de controlo) é suficiente para cobrir todos os estratos estudados.

A vesícula ótica, com as suas camadas interna e externa de células neuroblásticas, permanece sem coloração para a AFP endógena até aos embriões com 4 dias de idade. A primeira imunomarcação positiva rara para a AFP aparece nas células ganglionares recém-nascidas de embriões com 5 dias; aos 7 dias, a camada de células ganglionares com a sua camada de fibras nervosas bem desenvolvida é marcadamente corada em contraste com as camadas de células neuroblásticas internas e externas que permanecem negativas (Figura 2). A localização da AFP fluoresceinada - após incubação com FITC-AFP - mostra o mesmo padrão de distribuição que a AFP endógena e nativa durante o desenvolvimento (imunomarcação para AFP). Esta correspondência é observada ao longo de todo o processo de diferenciação. Aos 7 dias, os neurónios ganglionares recém-formados com as suas fibras nervosas estão fortemente corados em contraste com as restantes camadas neuroblásticas (Figura 2, a fluorescência é intracitoplasmática e estende-se aos processos).

Aos 9-10 dias, a camada plexiforme interna e a camada plexiforme externa recém-formada tornam-se positivas para AFP (fig. 3a, b). A marcação também é observada nos segmentos terminais de células imaturas de bastonetes e cones (Figura 3). Quanto à FITC-AFP, a camada de células ganglionares, bem como a camada plexiforme interna, são fortemente positivas. A fluorescência aparece também na camada plexiforme externa e nos segmentos terminais das células foto-receptoras em diferenciação, mas não no epitélio pigmentar (Figura 3). (O tratamento de controlo com anticorpos antichick SA ou com captação de FITC-chick SA permite observar o mesmo padrão na retina embrionária de pinto).

Aos 13 dias, pode ser observada uma forte fluorescência associada à AFP nos segmentos terminais das células dos bastonetes e dos cones e, de forma mais ténue, na camada plexiforme externa (que é muito mais estreita do que a camada plexiforme interna). A camada nuclear interna é negativa. Não se observa fluorescência em retinas neurais de pinto bem diferenciadas de animais 2 dias após a eclosão.

Discussão

Os resultados aqui apresentados fornecem apoio experimental à hipótese anteriormente avançada de que a presença intracelular de AFP no sistema nervoso central em desenvolvimento de mamíferos e aves se deve, na sua maioria, à absorção de proteínas [7,19].

Considerando a cultura de células cerebrais de ratinho, é interessante notar que a capacidade de incorporar AFP é exibida principalmente por neurónios em maturação, enquanto as células primitivas localizadas no centro ou em aglomerados permanecem sem coloração. Além disso, esta capacidade é adquirida após um período mínimo de cultura (o sexto dia no nosso sistema). Esta última parece estar correlacionada com observações anteriores [5,7], segundo as quais a marcação positiva da APP no SNC de animais em desenvolvimento está associada a um certo grau de diferenciação celular e tecidular. Muitos parâmetros continuam a ser explorados em relação à captação de APP pelas células em cultura.

Relativamente à retina neural do pinto, os resultados obtidos, através de dois métodos fundamentalmente diferentes, favorecem a hipótese de uma origem extracelular preferencial da AFP no SNC. Por outro lado, as observações sugeriram também que, no cérebro em desenvolvimento, tanto a captação a partir do espaço extracelular como a síntese *in situ* poderiam ocorrer facilmente [22,29]. A AFP marcada na retina das galinhas foi encontrada nos neurónios e não nas células de Muller, o que sugere a presença de receptores específicos de AFP nos neurónios. Os receptores de AFP já foram demonstrados noutros sistemas celulares [41], bem como em linhas celulares tumorigénicas de diferentes origens [42,43]). As células neuroblásticas indiferenciadas e os neurónios maduros não foram marcados com FITC- AFP. Isto sugere que os receptores AFP são regulados pelo desenvolvimento e aparecem numa fase intermédia da diferenciação neuronal (provavelmente em células pós-mitóticas), mas desaparecem das células que se aproximam ou atingem a maturidade total (animais pós-nascimento). O grau de diferenciação celular e tecidular, mais do que as concentrações séricas de AFP, entre outros factores possíveis (isto é, as barreiras hemato-encefálicas), parece ser crítico na determinação da presença de AFP nas células dos tecidos neurais. Assim, observou-se que o decurso temporal da marcação da AFP em duas estruturas neurais diferentes do rato em desenvolvimento não era um fenómeno síncrono: a intensidade máxima da marcação da AFP ocorre no 19º-20º dia embrionário no córtex cerebral do rato [3,8,44] e 3 dias após o nascimento no cerebelo do rato [3,44].

Os interneurónios que estão misturados com as células gliais de Muller não mostraram qualquer captação significativa em comparação com as células ganglionares ou fotorreceptoras. Estas células podem representar uma forma intermédia ou um tipo de célula que possui qualidades tanto dos neurónios como da glia [45-47]. Trabalhos anteriores mostraram uma marcação ou captação fraca ou inexistente de AFP nas células gliais do sistema nervoso central ou periférico, em comparação com os neurónios [7,14,39]. As camadas plexiforme interna e externa da retina neural do pinto aparecem no 8º e 9º dias embrionários, respetivamente. No entanto, as conexões sinápticas na camada plexiforme interna aparecem apenas no 13º dia de incubação; sinapses bem diferenciadas na camada plexiforme externa serão observadas mais tarde, no embrião de 17 dias de idade [48]. Foi demonstrada a captação de FITC-AFP nas camadas plexiforme interna e externa de embriões com 9 a 13 dias de idade. Não se observa fluorescência nas camadas de células germinativas ou neuroblásticas dos embriões mais jovens (4-7 dias) e a fluorescência desapareceu nas camadas sinápticas totalmente diferenciadas dos animais mais velhos (2 dias após a eclosão). Assim, a localização de FITC-AFP após internalização na retina neural de pinto segue, cronologicamente, a sequência de desenvolvimento de eventos que levam à sinaptogénese.

Os ácidos gordos saturados e monoinsaturados associados aos lípidos estruturais do sistema nervoso estão presentes em níveis elevados nas membranas plasmáticas sinaptosomais. Além disso, as quantidades mais elevadas de ácidos gordos polinsaturados encontram-se no córtex cerebral e na retina, especificamente nos fosfolípidos das membranas do segmento externo dos fotorreceptores e das membranas sinaptossómicas [49]. A deposição de ácidos gordos localmente bem definida, através de uma transferência mediada pela AFP, pode ser responsável pela maturação morfológica e bioquímica das sinapses. Alguns ácidos gordos poli-insaturados (ácido docosahexaenóico) não podem ser sintetizados por tecidos imaturos e são derivados de fontes extracelulares [49]. Como é que os tecidos neurais acumulam ácidos gordos e, em particular, PUFA durante a vida embrionária, quando as vias normais de biossíntese de ácidos gordos próprias do adulto ainda não se tornaram operacionais? Recentemente, postulou-se que uma atividade fisiológica da AFP poderia ser a de facilitar a transferência de ácidos gordos polinsaturados para as células, através de um mecanismo mediado por receptores [50]. Assim, a principal função biológica da AFP durante o desenvolvimento embrionário-fetal do SNC, bem como em alguns tecidos em expansão e renovação do adulto, deve ser a regulação da entrada de ácidos gordos nas células e da sua disponibilidade para o processamento metabólico [51,52].

A internalização da AFP - FITC não está exclusivamente relacionada com as células diferenciadoras do SNC. Em paralelo, estudadas as células derivadas da crista neural - células de Schwann [11,19], também se verificou o mesmo fenómeno que corrobora as observações aqui descritas: a presença intracelular de AFP deve-se em parte à captação de fontes extracelulares, mas coexiste com a síntese *in situ* (Figura 4 e 5). Em ambas as situações, síntese *in situ* ou captação extracelular, a AFP visada tem desempenhado um papel no diagnóstico do desenvolvimento e da patologia do sistema nervoso [11 -

13,19,20,53-56]. A mesma observação diz respeito a outras oncoproteínas e factores de crescimento presentes no SNC em desenvolvimento e neoplásico, especialmente o IGF-I [12,57].

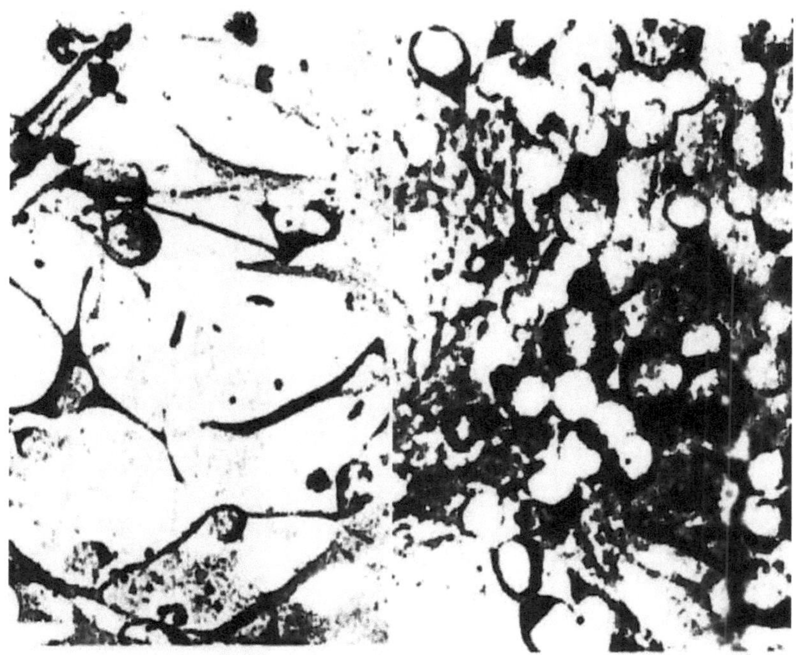

Figura 1. Culturas primárias de células cerebrais fetais. Oito dias em meio sem soro suplementado durante as últimas 24 horas com AFP de ratinho. Localização da AFP por imunoperoxidase. Núcleos ligeiramente contracorados com hematoxilina. (esquerda) Note-se que, para além dos corpos celulares, toda a rede de neurites e filamentos aparece também corada positivamente. (direita) Coloração densa dos corpos celulares e processus dos neurónios unipolares, bipolares e multipolares. Neurónios unipolares e bipolares AFP-positivos que migram de um grupo de células redondas. (X 400)

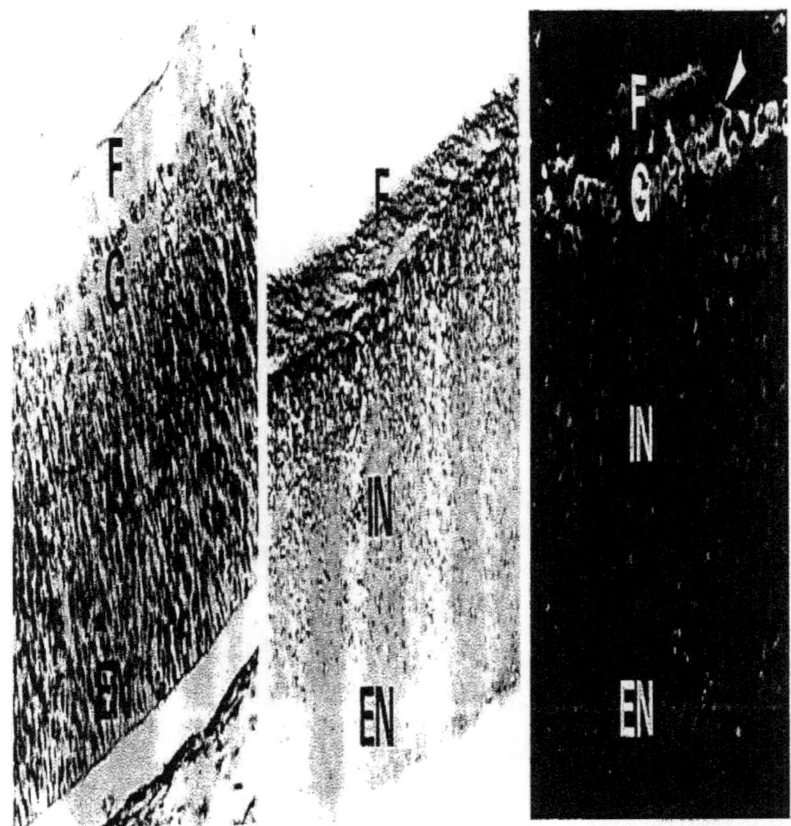

Figura 2. Retina de embrião de galinha aos 7 dias de incubação. (esquerda) HE. (meio) Coloração com imunoperoxidase da AFP endógena e nativa. (direita) Internalização da AFP exógena - captação in vitro: marcação direta do tecido com FITC-AFP. Note-se o contraste da camada de células ganglionares (G) fortemente corada com outras camadas da retina. IN = camada neuroblástica interna; EN = camada neuroblástica externa; F = camada de fibras nervosas; ponta de seta branca = axónio da célula ganglionar. (x 400)

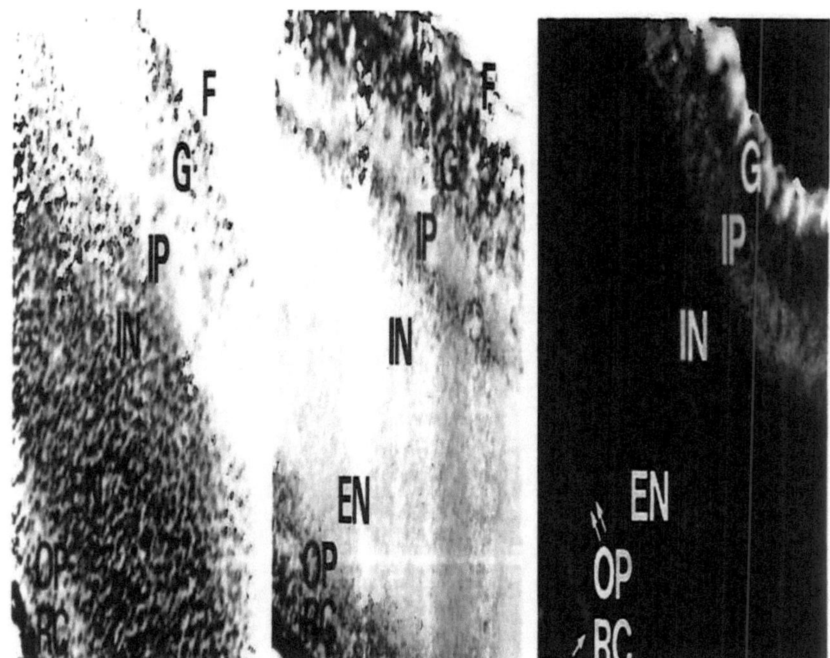

Figura 3. Retina de embrião de pinto de 9 a 10 dias de idade. (esquerda) HE. (meio) Coloração com imunoperoxidase da AFP endógena. (direita) Internalização de FITC-AFP exógeno. Note-se que a camada G marcadamente marcada é acompanhada pela positividade de algumas camadas diferenciadoras, ou seja, a camada plexiforme interna (IP). Camada plexiforme externa (OP) e segmentos terminais de células fotorreceptoras em diferenciação (TS). O controlo negativo consistiu na marcação com imunoperoxidase de IgG e na marcação direta com FITC-IgG. Foram efectuados controlos semelhantes aos 4, 7 e 13 dias de incubação. (x 400) CR = células diferenciadoras de bastonetes e cones; S = esclerótica; V = vasos da coroide. Para outras abreviaturas, ver figuras 2. (x 400)

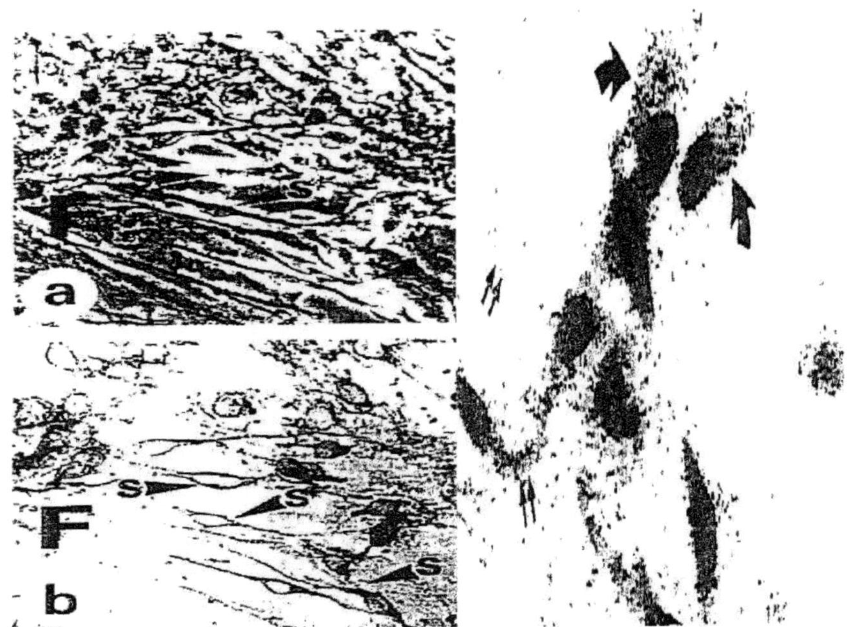

Figura 4. (lado esquerdo) A expressão da AFP em culturas de células de Schwann (S) e fibroblastos (F) de ratinho [19]. a) Células de Schwann (S) e fibroblastos (F) de culturas primárias mistas, como se vê nas micrografias de contraste de fase, e b) o mesmo campo após marcação imunocitoquímica da AFP. Alguns exemplos facilmente reconhecíveis de células de Schwann (bipolares, fusiformes ou frequentemente trigonais, altamente refractárias) e de fibroblastos (contornos irregulares e núcleo redondo grande) são indicados como S e F, respetivamente. b) A marcação imunoperoxidase da AFP (coloração intracitoplasmática escura) foi efectuada utilizando as concentrações mínimas de anticorpos anti-AFP que dão uma coloração positiva: 50 ug/ml (b). Todas as células de Schwann foram marcadas positivamente com diferentes intensidades. Os fibroblastos apresentaram uma reação negativa. (x 150).

(lado direito) Localização do AFP-mRNA em culturas primárias de células de Schwann com sonda (35S)-cDNA. Exposição autoradiográfica de 10-12 dias. Notar os numerosos grãos de densidade diferente concentrados sobre as células (setas grossas) e ao longo dos seus processos (setas duplas finas) por vezes revelados pela marcação. A micrografia foi focada ao nível dos núcleos, deixando um certo número de grãos fora de foco. Corados com Giemsa. (x250

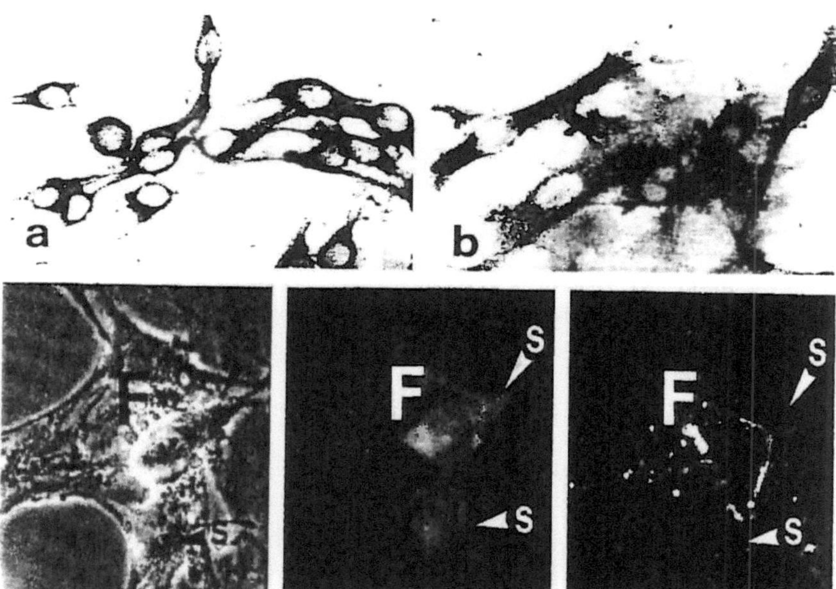

Figura 5. Captação *in vitro* da AFP pelas células de Schwann e fibroblastos do rato [19].

(em cima) Culturas primárias de células de Schwann (a) e fibroblastos (b) foram incubadas in vitro a 37 °C com AFP nativa purificada de ratinho (100 ug/ml). Utilizando anticorpos anti-AFP purificados específicos (17 tg/ml), as células foram coradas pela técnica da imunoperoxidase. Note-se a positividade do citoplasma em todas as células de Schwann (a) e fibroblastos (b). Não foram observadas diferenças na intensidade da coloração entre as três culturas de células, mesmo quando se utilizou a concentração mínima de anticorpos que ainda dá uma coloração positiva tanto para as células de Schwann como para os fibroblastos (1,2 ug/ml). (x 250)

(em baixo) A linha de células de Schwann estabelecida e fibroblastos primários em cultura "mista", incubados com FITC-AFP e depois marcados com anticorpos anti-laminina de coelho e rodamina IgG anti-coelho de cabra. (esquerda) Micrografia de contraste de fase: três células de Schwann (S), sobrepostas a um fibroblasto com um núcleo redondo grande (F). (meio) As mesmas células iluminadas com fluorescência de rodamina para visualizar a coloração da laminina que identifica as células de Schwann: são visíveis as células de Schwann fortemente iluminadas (S), estreitamente ligadas ao fibroblasto fracamente marcado (F). (direita) As mesmas células iluminadas para fluorescência da fluoresceína para visualizar a absorção da AFP: todas as células (F, S), marcadas difusamente com diferentes intensidades, contrastam com grãos fortemente iluminados presentes apenas no fibroblasto (F). (x 400)

Referências

1. Dziadek M, Adamson E. Localization and synthesis of alpha-foetoprotein in post-implantation mouse embryos. J Embryol Exp Morph, 1978; 43: 289-313.

2. Gitlin D, Boesman M. Proteínas séricas específicas do feto em vários mamíferos e sua relação com a a-fetoproteína humana. Comp Biochem Physiol, 1967; 21: 327-36.

3. Trojan J, Uriel J, (apresentado por F. Jacob). Localização intracelular da alfafeproteína e da albumina sérica no sistema nervoso central do rato durante o desenvolvimento fetal e pós-natal. (em francês). CR Acad Sci Paris, 1979; 289(15): 1157-60.

4. Mollgard K, Jacobsen M, Clausen PP, Saunders NR. Immunohistochemical evidence for an intracellular localization of plasma proteins in human foetal choroid plexus and brain. Neurosci Letters, 1979; 14: 85-90.

5. Torrand-Allerand CD. Coexistência de imunorreactividade de AFP, albumina e transferrina em neurónios do cérebro de rato em desenvolvimento. Nature, 1980; 286: 733-4.

6. Benno MR, Williams TM. Evidence for intracellular localization of alpha-fetoprotein in the developing rat brain. Brain Res, 1978; 142: 182-6.

7. Uriel J, Trojan J, Dubouch P, Pineiro A. Intracellular alphafetoprotein and albumin in the developing nervous system of the baboon. Pathol Biol, 1982; 30(2): 79-83.

8. Trojan J, Uriel J, Deugnier MA, Gaillard J. Estudo quantitativo imunocitoquímico da alfa-fetoproteína no desenvolvimento neural normal e neoplásico. Dev Neurosci, 1984; 6: 251-9.

9. Dambska M, Wisniewski K. Normal and pathologic development of the human brain and spinal cord. Ed. John Libbey & Comp, Londres, 1999.

10. Harding BN, Golden JA. Developmental neuropathology. Internat Soc Neuropathol, Basileia, Suíça, 2004.

11. Bera MF, Connors BW, Paradiso MA. Neurociência. Explorando o cérebro. 4th edition. Ed. Wolters Kluver, NY, 2016

12. Trojan A, Aristizabal B, Jay LM, et al. Teste do biomarcador IGF-I num contexto ético. Adv Modern Onco Res, 2016; 2(4), doi: 10.18282/amor:v2:i4.58

13. Castillo T, Trojan A, Noguera MC, et al. Experiência epistemiológica na elaboração de tecnologia de biologia molecular para terapia imunogénica (em espanhol). Rev Cien, 2016; 2 (25): doi: 10.14483/udistritaljour.RC.2016.25.a6

14. Hajeri-Germond M, Trojan J, Uriel J, Hauw J J. In vitro uptake of exogenous alphafetoprotein by chicken dorsal root ganglia. Dev Neurosci, 1983/4 ; 6 : 111-7.

15. Tilghman SM, Belayew A. Transcriptional control of the murine albumin/a-fetoprotein locus during development (Controlo transcricional do locus da albumina/a-fetoproteína murina durante o desenvolvimento). Proc Natl Acad Sci USA, 1982; 82: 5254-7.

16. Engelhardt NV, Poltoranina VS, Yazova AK. Localização da alfa-foetoproteína em teratocarcinomas murinos transplantáveis. Int J Cancer, 1973; 11: 448.

17. Trojan J, Uriel J: Immunocytochemical localization of alpha-foetoprotein (AFP) and serum albumin (ALB) in ecto-, meso-, and endodermal tissue derivatives of the developing rat. Oncodev Biol Med, 1982; 3: 13-22.

18. Saunders NR, Mollgard K. The natural internal environment of the developing brain. Para além da barreira. Trends Neurosci, 1981; 4: 56-60.

19. Trojan J, Boutry J M, Hauw JJ, et al. Alfafoetoproteínas endógenas e exógenas (AFP) como marcadores diferenciais de células de Schwann e fibroblastos de ratos neonatos em cultura. _Dev Neurosci, 1992; 14(4): 296-307.

20. Hajeri-Germond M, Naval J, Trojan J, Uriel J. The uptake of alphafetoprotein by C-1300 mouse neuroblastoma cells. Brit J Cancer, 1985; 51: 791-7.

21. Ali M, Mujook K, Sahib MK. Synthesis and secretion of alpha-fetoprotein and albumin by newborn rat brain in culture (Síntese e secreção de alfa-fetoproteína e albumina por cérebro de rato recém-nascido em cultura). Dev Brain Res, 1983; 6: 47-55.

22. Uriel J, Trojan J, Moro R, Pineiro A. Intracellular uptake of alphafetoprotein: Um marcador de diferenciação neural. Ann NY Acad Sci, 1983; 417: m321-9.

23. Villacampa MT, Lampreave F, Calvo M, et al. Incorporation of radio-labeled alphafetoprotein in the brain and other tissues of the developing rat. Dev Brain Res, 1984; 12: 77-82.

24. Moro R, Fielitz W, Esteves A, et al. Captação in vivo de alfa-fetoproteína heteróloga e albumina sérica por células ependimárias de embriões de pinto em desenvolvimento. Int J Dev Neurosci 1984; 2:143-8.

25. Schachter BS, Toran-Allerand CD. Intraneuronal a-fetoprotein and albumin are not synthesized locally in developing brain. Dev Brain Res, 1982; 5: 93-8.

26. Sell S, Longley MA, Boulter J. Alpha-fetoprotein and albumin gene expression in brain and other tissues of fetal and adult rats. Dev Brain Res, 1985; 22: 49-53.

27. Mackiewicz A, Hejduk W, Breborowicz J. The in vitro production of alpha-fetoprotein by human embryonic brain. Scand J Immunol (suppl), 1978, 8: 231-3.

28. Dziegielewska KM, Saunders NR, Schejter EJ, et al. Síntese de proteínas plasmáticas em tecido cerebral humano fetal, adulto e neoplásico. Dev Brain Res, 1986; 115: 93-101.

29. Pollard A, Feldman G, Bernuau D. Alpha-Fetoprotein and albumin gene transcripts are detected in distinct cell populations of the brain and kidney of the developing rat. Differentiation, 1988; 39: 59-65.

30. Rodieck RW. The vertebrate retina. São Francisco, Freeman, 1973.

31. Vogel Z, Nirenberg M. Localização dos receptores de acetilcolina durante a sinaptogénese na retina. Proc Natl Acad Sci USA, 1986; 73: 1806-10.

32. Grun G. The development of the vertebrate retina: a comparative survey. Adv Anat Embryo Cell Biol, 1982; 78: 9-16.

33. Hassoux R, Berges J, Uriel J. Cromatografia de afinidade da alfa-fetoproteína de ratinho (AFP) em adsorventes de estradiol-sepharose - isolamento e propriedades. J Steroid Biochem, 1977; 8: 127-132

34. Uriel J. Methode d'electrelphorese dans des gels d ' acrylamide-agarose. Bull Soc Chim Riol, 1960; 48: 909-82.

35. Faivre - Baumann A, Rosenbaum I, Puymirat J, et al. Diferenciação de células hipotalâmicas fetais de ratinho em meio isento de soro. Dev Neurosci, 1981; 4: 118-29.

36. Avrameas S, Ternynck T. The cross-linking of proteins with glutardehyde and its use for the preparation or hmmuloadsorbents. Immunochem, 1969; 6: 53-66

37. Trojan J, Pan YX, Wei MX, et al. Metodologia para terapia anti - gene anti - IGF-I de tumores malignos. Quimioterapia, 2012: doi:10.1155/2012/721873

38. Uriel J, Poupon MF, Geuskens M. Alpha-fetoprotein uptake by cloned cell lines derived from a nickel-induced rat rhabdomyosarcoma. Br J Cancer, 1983; 48: 261-9.

39. Trojan J. e Uriel J. Localisation of alphafeprotein (AFP) in murine teratocarcinoma. Biomed, 1981; 34(3): 140-6.

40. Trojan J, Naval J, Jusforques H, Uriel J. Alfa-fetoproteína (AFP) na inflamação granulomatosa do rato. Br J Exp Pathol 1989; 70: 469-78.

41. Torres JIM, Laborda J, Naval J, et al. Expressão de receptores de alfa-fetoproteína por linfócitos T humanos durante a transformação blástica. Mol Immunol, 1989; 26: 851-7.

42. Villacampa MJ, Moro R, Naval J, et al. Receptores de alfa-fetoproteína numa linha celular de cancro da mama humano. Biochem Biophys Res, 1984; 122: 1322-7.

43. Naval J, Villacampa MJ, Gogeul AI, Uriel J: Receptores específicos do tipo celular para a alfa-fetoproteína numa linha celular de linfoma T do rato. Proc Natl Acacl Sci USA, 1985; 82: 3301-5.

44. Trojan J, Uriel J. Immunocytochemical localization of alpha-fetoprotein in the developing rat brain. J Oncodevelop Biol Med, 1980; 1: 107-11.

45. Drager UC. Coexistência de neurofilamentos e vimentina num neurónio de rato adulto. Nature, 1983; 303: 169-72.

46. Linser PJ, Smith K, Angelides K. Uma análise comparativa dos marcadores gliais e neuronais na retina dos peixes: carácter variável das células horizontais. J Comp Neurol, 1985; 237: 264-72.

47. Turner DL, Cepko CL. A common progenitor for neurons and glia persists in rat retina late in development. Nature, 1987; 328: 131-6.

48. Vogel Z, Nirenberg M. Localização dos receptores de acetilcolina durante a sinaptogénese na retina. Proc Natl Acad Sci USA, 1986; 73: 1806-10.

49. Neuringer M, Connor WE, Lin DS, et al. Biochemical and functional effects of prenatal and post-natal fatty acid deficiency on retina and brain in rhesus monkeys. Proc Natl Acad Sci USA, 1986; 83: 4021-5.

50. Uriel J, Naval J, Laborda J. Transferência de ácido araquidónico mediada pela alfa-fetoproteína para células clonadas em cultura derivadas de um rabdomiossarcoma de rato. J Biol Chem, 1987; 262: 3579-85.

51. Uriel J. The physiological role of alpha-fetoprotein in cell growth and differentiation (O papel fisiológico da alfa-fetoproteína no crescimento e diferenciação celular). J Nucl Med Allied Sci, 1989; 33(3): 12-7.

52. García-García AG, Polo-Hernández E, Tabernero A, Medina JM. A alfa-fetoproteína (AFP) modula o efeito da albumina sérica no desenvolvimento do cérebro, restringindo o efeito neurotrófico do ácido oleico. Brain Res, 2015; 1624: 45-58.

5 3 Mizejewski GJ. Papéis biológicos da alfa-fetoproteína durante a gravidez e o desenvolvimento perinatal. Exp Biol Med; 2004; 229(6): 439-463.

54. Calaminus G, Bamberg M, Harms D, et al. Tumores de células germinativas do SNC com secreção de AFP/p-HCG: Resultado a longo prazo relativamente aos sintomas iniciais e à ressecção do tumor primário. Resultados do ensaio cooperativo MAKEI 89. Neuropediatria, 2005; 36(2): 71-7.

55. Kim A, Ji L, Balmaceda C, et al. O valor prognóstico dos marcadores tumorais em doentes recentemente diagnosticados com tumores primários de células germinativas do sistema nervoso central. Pediatr Blood Cancer, 2008; 51(6): 768-73.

56. Kawaguchi T, Kumabe T, Kanamori M, et al. A diminuição logarítmica da alfa-fetoproteína sérica ou da gonadotrofina coriónica humana em resposta à quimioterapia pode distinguir um subgrupo com melhor prognóstico entre os tumores intracranianos não germinomatosos de células germinativas altamente malignos. J Neurooncol, 2011; 104(3): 779-87.

57. Baserga R. Oncogenes e estratégia dos factores de crescimento. Cell, 1994; 79: 927-30.

Agradecimentos

O texto deste capítulo é baseado em artigos publicados: Neurosci. Letters, 27: 171-175; 1981, e Ann NY Acad Sci USA, 412; 321-329; 1983, e Dev Neurosci, 13: 164-170; 1991, e Dev Neurosci, 14(4): 296-307; 1992, e Neurosci, 145(3): 795-811; 2007, e Revista Cien, 2 (25): 2016, doi: 10.144, e Adv Modern Onco Res, 2(4): 2016, doi: 10.18282/amor:v2:i4.58

Capítulo 3

Desenvolvimento neoplásico do SNC

J. Trojan ,[12] *, A. Ly[1] , B. Swiercz[1] , J.-M. Caillaud[3] , R. Maunoury[4] , H. Ohayon[5] , P. Evrard[6] , F. Hor[7] , M. Desgeorges[7] , C. Vedrenne[4] , J. Uriel[8] , J.A. Gaillard[5]

1.INSERM U.602, Universidade Paris XI, Villejuif, França; 2.Fac. Ciências da Saúde, Universidade UNAB e Clínica Foscal, Floridablanca, Colômbia; 3. Anatomia Patológica, Ins titu t Gustave-Roussy, Villejuif, França; 4.Lab. Anatomia Patológica, Hospital Sainte-Anne, Paris, França; 5. Lab. Histo-Patologia e Lab. Microscopia Eletrónica, Institut Pasteur, Paris, França; 6.INSERM, Hospital Robert Debre, Paris, França; 7.Dept. Neurosurgery, Hospital Val-de-Grace, Paris, França; 8.CNRS, Villejuif, França, e Universidade de Saragoça, Espanha

* autor correspondente

Introdução

Malformações

A etiologia das malformações congénitas do sistema nervoso central e dos tumores embrionários é a consequência de "erros" morfogenéticos e é tão complexa que ainda está a ser investigada. As malformações congénitas continuam a ser uma das principais causas de morte infantil no mundo ocidental e, entre as mais comuns, encontram-se as malformações que envolvem o sistema nervoso central (SNC). A incidência de malformações é mais elevada em crianças com atraso de crescimento intrauterino e em gravidezes múltiplas, e os factores raciais e geográficos podem ser importantes. O neuropatologista depara-se com a variedade e complexidade das malformações do sistema central. A divisão em doenças intrínsecas genéticas e perturbações extrínsecas adquiridas é paralela à divisão entre malformações primárias e perturbações secundárias. A definição atualmente aceite é a de que uma malformação primária é um defeito morfológico resultante de um processo de desenvolvimento intrinsecamente anormal, por oposição a uma perturbação quando ocorre uma rutura num tecido previamente sujeito a um desenvolvimento normal. Evidências clínicas circunstanciais e manipulações experimentais indicam que a mesma anomalia pode ser produzida por várias causas diferentes, tanto genéticas como ambientais. O estudo de malformações induzidas experimentalmente em animais [1,2] tem contribuído para esclarecer os mecanismos do desenvolvimento anormal.

Tumores

A neurohistogénese das malformações está intimamente relacionada com os tumores embrionários. Foram feitos progressos consideráveis no seu diagnóstico e tratamento, mas a sua origem e classificação histopatológica permanecem, até certo ponto, controversas; foi proposta a sua fusão sob o termo tumores neuroectodérmicos primitivos, como se segue [1-4]:

Neuroblastoma central

Ependimoblastoma

Meduloblastoma

PNETs supratentoriais

Duas outras entidades devem ser mantidas separadas, uma vez que têm uma histologia distintamente diferente e também parecem evoluir por vias genéticas diferentes:

Medulloepitelioma

Tumor teratóide/rhabdoide atípico

Patologia

Etiologia e patologia das malformações humanas

A causa das malformações pré-natais no homem permanece em grande parte indeterminada [1,2]. Mais de 50 por cento dos casos têm etiologia desconhecida. Os factores genéticos podem contribuir para cerca de um terço de todas as malformações. Os factores teratogénicos são provavelmente também responsáveis por malformações em muitos nascimentos.

Factores genéticos:

Estão a ser comunicadas malformações associadas a um número crescente de erros inatos do metabolismo.

Anomalias citogenéticas:

As anomalias mais importantes são as trissomias. Em comparação com o cérebro de um adulto normal, há uma pobreza de sulcos secundários. O cerebelo, no seu conjunto, é também de dimensões reduzidas. Considera-se que a destruição ativa das células nervosas associada à anóxia e ao edema ocorre nos doentes de Down que morrem na infância. Vários estudos morfométricos mais recentes mostraram uma redução acentuada do número de neurónios, até 50% em comparação com os controlos.

Síndrome do X frágil:

A síndrome do X frágil é atualmente aceite como a segunda perturbação cromossómica mais frequente associada à incapacidade de desenvolvimento, tendo sido encontradas anomalias na coluna dendrítica associadas a imaturidade sináptica.

Infecções maternas:

A demonstração de uma relação entre a infeção materna durante a gravidez e o mau desenvolvimento da descendência forneceu provas adicionais da importância patogénica dos factores ambientais. As observações originais sobre o efeito maligno da rubéola foram amplamente confirmadas. As anomalias mais comuns foram a microcefalia, a hidrocefalia, a ausência de corpo caloso e as anomalias do córtex cerebral.

Citomegalovírus e outros organismos:

O citomegalovírus pode infetar o sistema nervoso fetal e provocar hidrocefalia com evidência generalizada de inflamação e calcificações periventriculares. Outros vírus têm sido implicados em malformações humanas. Numa série, a infeção por herpes simplex foi associada a corioretinite, microcefalia, hidranencefalia e microftalmia. A infeção materna por varicela-zoster no primeiro ou segundo trimestre pode, em algumas ocasiões, produzir uma embriopatia caraterística envolvendo o cérebro. A infeção fetal com toxoplasmose provoca uma moningocncefalite necrosante que resulta em hidrocefalia e calcificação generalizada.

Irradiação:

A radioterapia profunda da pélvis durante os primeiros 4 meses de gravidez produziu muitos casos de microcefalia. Várias anomalias dos olhos, dos hemisférios cerebrais e do tálamo estavam presentes.

Estudos recentes em biologia do desenvolvimento sugerem a importância do fator de crescimento semelhante à insulina I na diferenciação normal e neoplásica do SNC. O aumento do IGF-1 intracitoplasmático está frequentemente associado a malformações do SNC como a macrocefalia ou a tumores [5,6]. O IGF-I, paralelamente a marcadores comummente utilizados como a alfa-fetoproteína, torna-se útil no diagnóstico de malformações neonatais e doenças tumorais [5-8].

No que diz respeito à patologia, as lesões discutidas nesta secção exemplificam a linha divisória incerta entre malformações verdadeiras ou "primárias" - defeitos resultantes de um processo de desenvolvimento intrinsecamente anormal - e distúrbios ou malformações "secundárias". Os processos encefaloclásticos que ocorrem na primeira metade da gestação podem dar origem a cavidades de paredes lisas que se apresentam ao nascimento como malformações primárias.

Hidranencefalia:

A maior parte do manto cerebral é substituída por uma fina membrana parcialmente translúcida sem padrão convolucional superficial. A sobrevivência raramente é superior a algumas semanas.

Microcefalia:

O termo "microcefalia" é geralmente utilizado para indicar a pequenez do cérebro, que ocorre normalmente como uma malformação. A microcefalia é um termo descritivo e não se refere a uma etiologia específica; por conseguinte, a classificação é difícil. No período neonatal, a microcefalia sem malformações associadas deve levantar a suspeita de infeção intra-uterina. O sistema nervoso central do feto é particularmente vulnerável ao vírus da rubéola, ao citomegalovírus e ao vírus do herpes. O mecanismo de ação dos vírus é pouco conhecido, mas a destruição de neurónios imaturos e de células gliais durante a mitose ou a migração pode explicar o subdesenvolvimento do cérebro. A contaminação pelo vírus do herpes ocorre geralmente durante o parto e a microcefalia pode desenvolver-se após o nascimento, se a infeção não for rapidamente fatal. Os filhos de mulheres com fenilcetonúria são frequentemente microcefálicos. A microcefalia é também uma caraterística importante da síndroma alcoólica fetal.

Megalencefalia :

Atualmente, a definição aceite é a de um peso cerebral 2,5 desvios-padrão acima da média para a idade e sexo. Têm sido utilizados vários termos descritivos, como gigantismo cerebral e macrocefalia. A megalencefalia primária pode ser causada por doenças endócrinas ou pode ser familiar. A megalencefalia secundária é devida a doenças genéticas, como as esfingolipidoses.

Defeitos do tubo neural - perturbações disráficas :

Estas perturbações devem ser enquadradas no contexto do desenvolvimento normal do tubo neural, a neurulação. O fecho termina no neuroporo anterior no dia 23 e no neuroporo posterior por volta dos dias 26-28. Foram propostas duas teorias para explicar a morfogénese da maioria dos estados disgráficos - reabertura de um tubo neural previamente fechado ou falha no fecho das paredes neurais. As descrições clássicas referem-se a formações anormais de fendas neurais, denominadas neurosquise, e a bolhas cheias de fluido que elevam o ectoderma e subsequentemente se rompem. O proponente da teoria foi von Recklinghausen. A maior parte da informação sobre os distúrbios disráficos foi obtida a partir de estudos experimentais. As perturbações do tubo neural ocorrem em estádios embrionários específicos. Aos 10-11 dias, no feto de rato, as pregas neurais separam-se e apresentam uma eversão progressiva, ficando então exposta a superfície ependimal. Outras estruturas além da neuroectoderme, como a mesoderme e a notocorda, também podem estar envolvidas. O tecido mesodérmico de suporte é o principal afetado, estando inadequadamente desenvolvido nos locais do defeito do tubo neural.

Craniorrachischisis:

A craniorraquisquise é a forma mais grave de disrafismo. O cérebro e a medula espinal são expostos ao líquido amniótico circundante, resultando em necrose, degeneração ou formações semelhantes a angiomas.

Exencefalia:

A exencefalia e a anencefalia são estágios diferentes da mesma anomalia de desenvolvimento. A exencefalia tem sido raramente descrita na patologia fetal humana, provavelmente devido à rápida necrose do tecido cerebral exposto ao líquido amniótico, que conduz à anencefalia. A deteção pré-natal precoce de defeitos do tubo neutro é possível através da determinação da alfa-fetoproteína (AFP) no líquido amniótico. Esta proteína [9], sintetizada pelo fígado fetal e excretada na urina, está aumentada em quantidade no líquido amniótico em várias malformações, principalmente nas que envolvem o tubo neural. A AFP foi determinada no soro materno. No entanto, este teste não é totalmente fiável e é provável que venha a ser substituído pela medição da acetilcolinesterase no líquido amniótico. Esta enzima, produzida especificamente no tecido neural, passa para o líquido amniótico apenas em casos com defeitos do tubo neural. Nos nossos estudos comparativos do desenvolvimento normal do SNC do rato e do desenvolvimento neoplásico do SNC utilizando o modelo do teratocarcinoma do rato, encontrámos o seguinte aparecimento citoplasmático sucessivo das oncoproteínas: IGF-I, AChE, alfa-fetoproteína. No teratocarcinoma de ratinho, o nível citoplasmático destas proteínas era muito mais elevado do que no SNC em desenvolvimento normal [Trojan et al, dados não publicados].

Espinha bífida, meningocele espinal, mielomeningocele e mielocele:

A espinha bífida oculta é a lesão mais ligeira, sem edema cístico externo; a espinha bífida cística inclui a meningocele e a mielomeningocele; a raquisquisis é um defeito aberto extenso, normalmente associado a anencefalia.

Perturbações da indução do prosencéfalo, Holoprosencefalia:

As anomalias do crescimento e clivagem prosencefálicos formam um amplo espetro, desde a ciclopia à agenesia olfactiva unilateral. A holoprosencefalia alobar, a forma mais grave, denota um cérebro muito pequeno com prosencéfalo monoventricular, uma "holosfera" não dividida em hemisférios ou lóbulos e com um padrão convolucional bizarro. A holoprosencefalia pode representar uma hipoplasia extrema do neocórtex. Os factores etiológicos bem conhecidos incluem anomalias cromossómicas e influências ambientais. A mais frequente é a trissomia 13-15. Existe um risco notável de holoprosencefalia na descendência de mães diabéticas, mas a toxoplasmose materna, a sífilis, a rubéola e a síndrome alcoólica fetal também têm sido implicadas.

Agenesia do corpo caloso:

A agenesia do corpo caloso pode fazer parte de um complexo de malformações mais extenso, como a holoprosencefalia, ou o corpo caloso pode estar total ou parcialmente ausente ou ser hipoplásico num cérebro normal.

Anomalias do septo pelúcido:

A ausência do septo pode ser a única anomalia num cérebro ou pode estar associada a agenesia calosa, holoprosencefalia ou outras síndromes complexas. Uma associação sugerida, com porencefalia, micrigiria e heterotopias, não parece ser geneticamente determinada.

Defeitos de migração neuronal - displasias corticais cerebrais :

O curso do desenvolvimento normal da cortical cerebral está atualmente bem estabelecido para muitas espécies diferentes, incluindo o homem. Os neuroblastos são gerados na zona ventricular e migram em ondas sucessivas para a zona cortical em expansão, guiados por processos gliais radiais que se estendem do vértice até à superfície cortical. A formação cortical dá-se numa sequência de dentro para fora; os que chegam mais tarde migram para além dos seus antecessores para ocuparem uma posição mais superficial no córtex. Trojan *et al,* utilizando um novo marcador AFP, demonstraram que o pico da diferenciação do tecido nervoso no SNC em desenvolvimento do rato se situa nos 18-19 dias após o coito [10,11]. No homem, há duas ondas principais de migração de neuroblastos e, portanto, manifestações de migração detida ou prejudicada ou de organização pós-migratória defeituosa.

Agiria (lissencefalia) e paquigiria:

Estes termos denotam uma configuração anormal da superfície do cérebro. A agiria implica a ausência de giros, a paquigiria um número reduzido de giros alargados.

Polimicrogiria:

O termo designa múltiplas convoluções malformadas em miniatura; não deve ser confundido com poligiria, ou seja, sulcação superficial excessiva com arquitetura microscópica normal associada a hidrocefalia. A polimicrogiria não é rara. A extensão da lesão é muito variável e, com ela, o grau de incapacidade neurológica. O envolvimento generalizado de ambos os hemisférios acompanha-se geralmente de microcefalia e de um profundo atraso psicomotor. A polimicrogiria tem uma variedade de padrões histológicos, mas na sua essência a fita cortical é anormalmente fina e laminada, excessivamente dobrada e apresenta fusão de giros adjacentes. O arranjo mais comum é um córtex de duas camadas - camada molecular e camada neuronal - formando uma fina fita ondulada. Um padrão diferente, por vezes coexistente com o descrito anteriormente, é o córtex polimicrogírico de quatro camadas; é uma ocorrência relativamente invulgar. A hipótese amplamente difundida é que a polimicrogiria é o resultado de um evento destrutivo pós-migratório. Muitos casos de polimicrogiria têm sido associados a infecções intra-uterinas, nomeadamente o citomegalovírus, mas também a toxoplasmose, a sífilis e a varicela-zoster.

Patologia dos tumores humanos

Serão considerados os seguintes tumores [2,4,6,12,13]:

Medulloepitelioma:

Neoplasia maligna caracterizada por neuroepitélio pseudoestratificado semelhante ao do tubo neural embrionário, frequentemente associado a um espetro de diferenciação neuroectodérmica. Os meduloepiteliomas são altamente malignos e correspondem histologicamente ao grau IV da OMS. A sua histogénese pode ocorrer da seguinte forma:

Em termos de desenvolvimento, a transformação do epitélio neural em ependima ocorre apenas depois de todos os neuroblastos e glioblastos terem migrado do epitélio; o meduloepitelioma deriva provavelmente deste tipo de tecido, quer como resultado da transformação neoplásica em alguma fase do desenvolvimento fetal e pós-natal, quer como resultado da reexpressão anormal de genes para determinantes do tubo neural inicial.

Neuroblastoma central e ganglioneuroblastoma:

O neuroblastoma central é uma neoplasia embrionária maligna da criança, localizada preferencialmente a nível supratentorial e composta por células primitivas com uma capacidade limitada de diferenciação neuronal. O ganglioneuroblastoma caracteriza-se pela sua capacidade adicional de formar células ganglionares. O ncuroblastoma central corresponde histologicamente ao grau IV da OMS. A histogénese do neuroblastoma corresponde à de outros tumores neuroectodérmicos primitivos.

Ependimoblastoma:

Tumor neuroectodérmico primitivo central raro, com rosetas de ependimoblastoma caraterísticas que se encontram em campos de células indiferenciadas monótonas. Os ependimoblastomas são altamente malignos e correspondem histologicamente ao grau IV da OMS. O termo "ependimoblasto" implica uma célula ependimal incompletamente diferenciada que apresenta algumas caraterísticas fenotípicas da ependimoglia, juntamente com caraterísticas imaturas, tais como um elevado rácio núcleo: citoplasma, cromatina densa e atividade mitótica.

Meduloblastoma:

O meduloblastoma é um tumor embrionário maligno e invasivo do cerebelo, com manifestação preferencial em crianças, de diferenciação predominantemente neuronal e com tendência inerente para metastizar através das vias do LCR. Esta lesão corresponde ao grau IV da OMS. No que diz respeito à sua histogénese, esta entidade clinicopatológica distinta deriva de meduloblastos, ou seja, células embrionárias indiferenciadas e em proliferação com capacidade de se diferenciarem em espongioblastos e neuroblastos. Uma delas sugere que tem origem na camada granular externa do cerebelo. A segunda hipótese é a base do conceito de PNET e assume que os meduloblastomas são derivados de células da matriz subependimária que residem em todo o SNC embrionário. Recentemente, foi proposta uma terceira hipótese: a de que os meduloblastomas podem ter mais do que uma célula de origem. O significado pronóstico da diferenciação celular, quer neuronal quer glial, é ainda controverso. A expressão de GFAP parece significar um mau prognóstico no meduloblastoma. A expressão do antigénio S da retina e da rodopsina [1,6], bem como da tirosina cinase C (TrkC) [1,6], está associada a um melhor prognóstico. O valor prognóstico da proliferação das células tumorais e da apoptose é limitado.

Teratologia experimental

Malformações

As diferentes teorias foram propostas da seguinte forma [1,2,5,12]:

Deficiências vitamínicas:

A deficiência combinada de vitamina B12 e de ácido fólico pode provocar uma grande variedade de malformações, produzindo hidrocefalia, exencefalia e anomalias oculares.

Hipervitaminose A:

Malformações cerebrais graves, das quais a exencefalia foi a mais comum, foram produzidas com um elevado grau de consistência em ratos.

Anticorpos de tecidos:

As malformações podem ser induzidas em ratos fetais por injecções de anticorpos heterólogos contra o saco vitelino do rato. A malformação mais comum causada pela disfunção aparente do saco vitelino é uma hidrocefalia não obstrutiva.

Radiação:

O mecanismo exato pelo qual a radiação induz malformações é ainda controverso. É provável que a atividade teratogénica dos raios X dependa do equilíbrio dos processos de destruição e reparação.

Hipóxia:

O neuroblasto é muito mais resistente à anoxia do que o neurónio maduro. Foi demonstrado que a hipóxia em embriões de pinto leva à anencefalia, ciclopia e bifurcação do aqueduto.

Infeção:

A título de exemplo, os vírus do rato e o vírus da panleucopenia felina podem causar hipoplasia cerebelar nas respectivas espécies.

Nutrição e crescimento do cérebro:

Uma análise dos factores envolvidos no crescimento do cérebro revela a grande complexidade do problema. A maturação envolve o desenvolvimento de processos celulares, o estabelecimento de ligações sinápticas e a mielinização. A medida em que todos estes processos podem ser afectados pela nutrição ou por outros factores exógenos oferece um vasto campo de investigação.

Tumores

Para compreender a morfologia do desenvolvimento neoplásico do SNC, estudámos o modelo de teratocarcinoma do rato derivado das linhas celulares de carcinoma embrionário PCC3 e PCC4. Graças a este modelo único que reproduz "caricaturalmente" o desenvolvimento do SNC normal, estabelecemos, depois de examinar quase 12 000 fotografias de secções histológicas e de microscopia eletrónica (Figuras 1 a 9), as diferentes fases da histogénese anormal do tecido nervoso [14-17], como se segue:

A histogénese do neuroectoblasto começa como um carcinoma embrionário estruturado, seguido de vesículas que imitam um tubo neural em desenvolvimento. Estas estruturas conspícuas acabam por se deslocar para os padrões sólidos difusos que reconstituem a citogénese da camada de diferenciação. Demonstrámos que as chamadas estruturas neuroblásticas são compostas por diferentes fases:

1. Estruturas carcino-embrionárias indiferenciadas

2. Estruturas meduloepiteliais (compostas por uma mistura de componentes ectoblásticos e neuroectoblásticos).

3. Estruturas neuroblásticas

4. Estruturas neuroepiteliais

Em geral, as estruturas observadas eram trabeculares, tubulares e vesiculares, incluindo também rosetas e vários componentes. Os padrões básicos eram crescimentos difusos de células estaminais neuroblásticas ou uma mistura de precursores neuronais e gliais com uma zona marginal que finalmente se transformava num neurópilo. A diferenciação final foi o tecido encefaloide. Estes resultados foram confirmados através do estudo da localização de oncoproteínas como a alfa-fetoproteína (AFP), a soroalbumina (SA) e o IGF-I, diretamente incluídas na histogénese normal e neoplásica, esta última utilizando o modelo de teratocarcinoma [8,16,18-20].

Quanto à aplicação à patologia dos tumores humanos do sistema nervoso central (SNC), o modelo de teratocarcinomas de ratinho, contendo estruturas neurogliais [1,12,16,18], descrito nos primeiros estudos de Stevens e depois pelos seus seguidores ao longo de quase quarenta anos de investigação [21-30], deverá ser útil tanto para a compreensão dos tumores embrionários humanos do SNC, capazes de se diferenciarem em linhagens neuronais e gliais [2,4,12-14], como para futuras terapias genéticas, incluindo tumores do SNC [31-34].

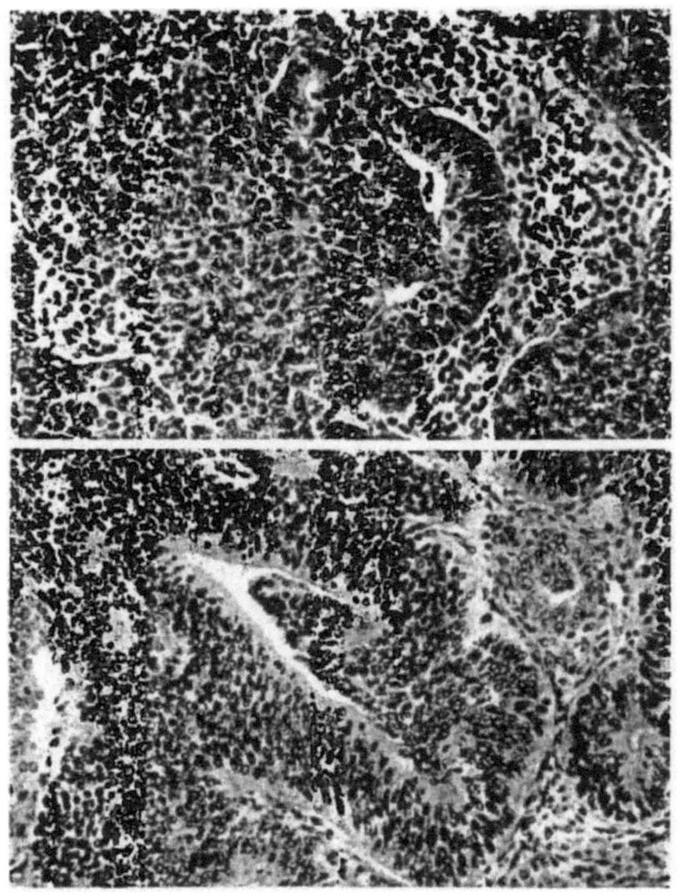

Figura 1. Histogénese neoplásica do sistema nervoso. Modelo de teratocarcinoma de ratinho, contendo tecido neuroglial, derivado da linha celular de carcinoma embrionário PCC3.

Formação da vesícula: (em cima) Início da formação da borda; (em baixo) Vesícula estruturada (semelhante ao tubo neural).

Coloração HE (x150)

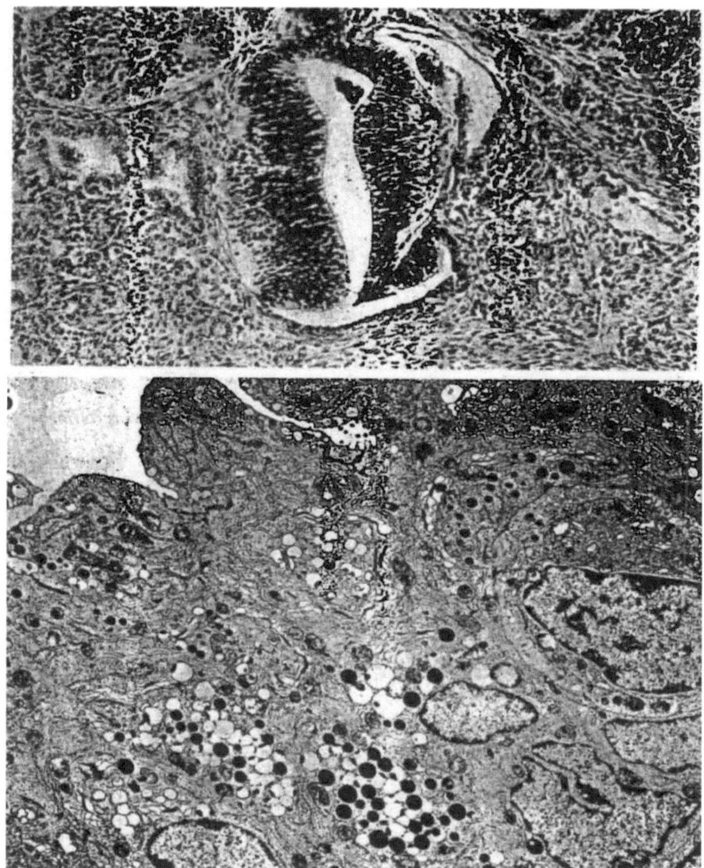

Figura 2. Histogénese neoplásica do sistema nervoso. Modelo de teratocarcinoma de ratinho, contendo tecido neuroglial, derivado da linha celular de carcinoma embrionário PCC4.

(acima) Vesícula bem diferenciada - semelhante ao tubo neural normal, delimitada por neuroepitélio. HES (x80). (em baixo) Microscopia eletrónica da mesma área (x3000)

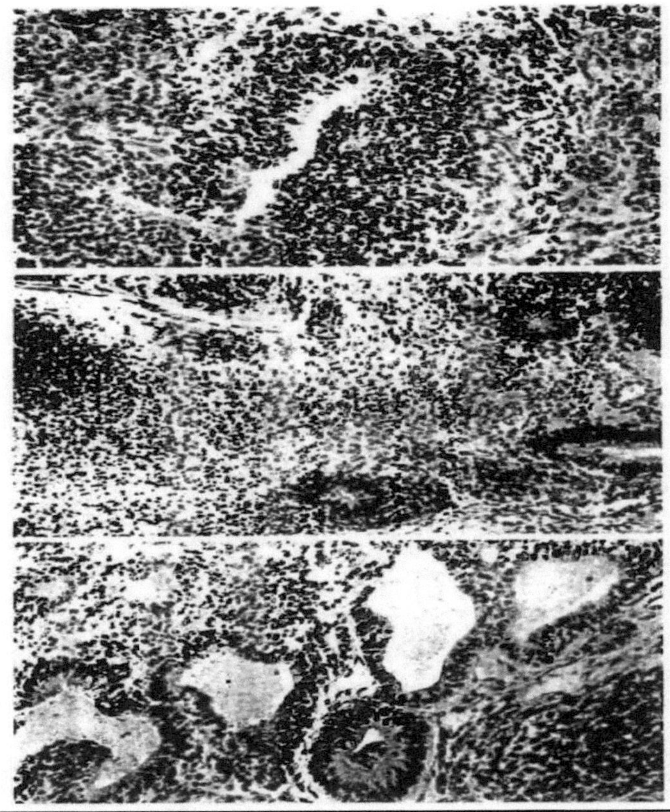

Figura 3. Histogénese neoplásica do sistema nervoso. Modelo de teratocarcinoma de ratinho, contendo tecido neuroglial, derivado da linha celular de carcinoma embrionário PCC3.

(para cima). Deslocação da vesícula;

(meio). Aspeto proliferativo mostrando: componente neuroblástico formando rosetas neuroblásticas, e também neuropilo e zona marginal;

(para baixo). Formação de rosetas neuroepiteliais (quistos).

Coloração HE (x120)

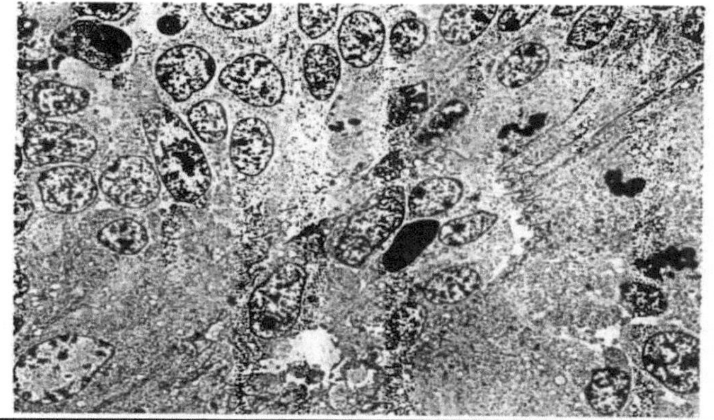

Figura 4. Histogénese neoplásica do sistema nervoso. Modelo de teratocarcinoma de ratinho, contendo tecido neuroglial, derivado da linha celular de carcinoma embrionário PCC3.

Roseta neuroepitelial mostrada por técnica de microscopia eletrónica. Note as barras terminais que delimitam a cavidade; células neuroepiteliais no centro, e também as células em ciclo mitótico (à direita); (x1000)

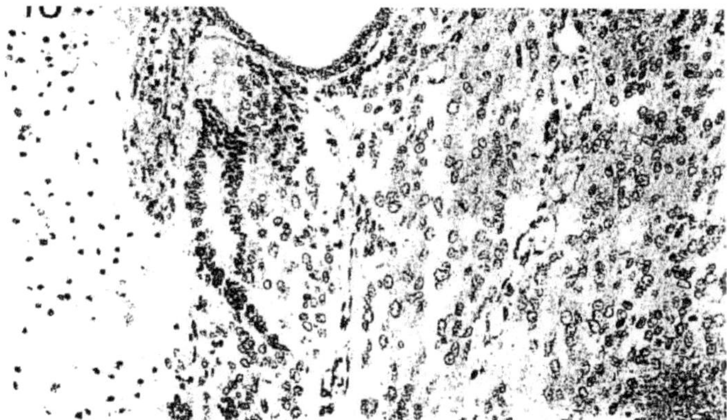

Figura 5. Histogénese neoplásica do sistema nervoso. Modelo de teratocarcinoma de rato, contendo tecido neuroglial, derivado da linha celular de carcinoma embrionário PCC3. Tecido encefaloide apresentando cavidade epedimal delimitada por epitélio cúbico. HES (x120)

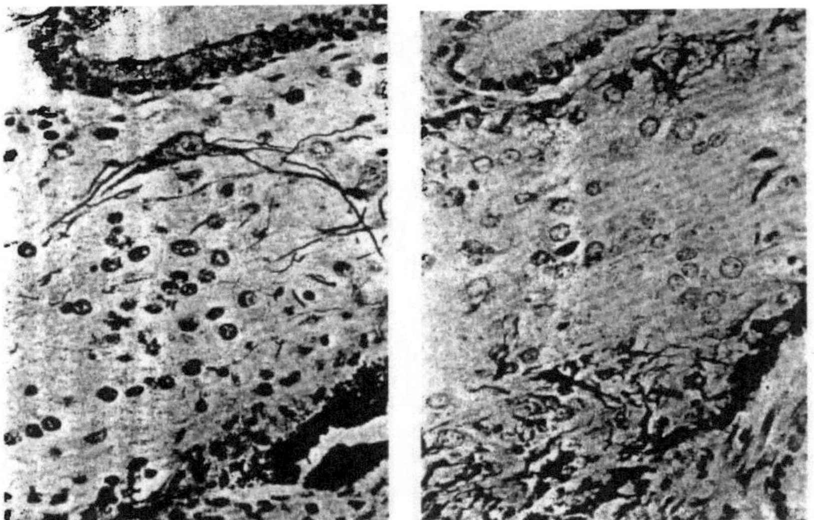

Figura 6. Histogénese neoplásica do sistema nervoso. Modelo de teratocarcinoma de ratinho, contendo tecido neuroglial, derivado da linha celular de carcinoma embrionário PCC3.

(esquerda) Tecido encefaloide corado pela técnica de Bodian; (direita) O mesmo tecido encefaloide (secção seriada) - coloração de GFA utilizando a técnica de imunoperoxidase. (x200)

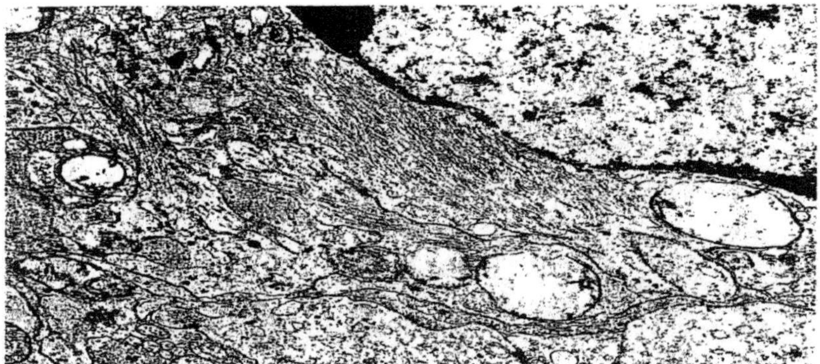

Figura 7. Histogénese neoplásica do sistema nervoso. Modelo de teratocarcinoma de rato, contendo tecido neuroglial, derivado da linha celular de carcinoma embrionário PCC3. Microscopia eletrónica de astrócitos. (x6000)

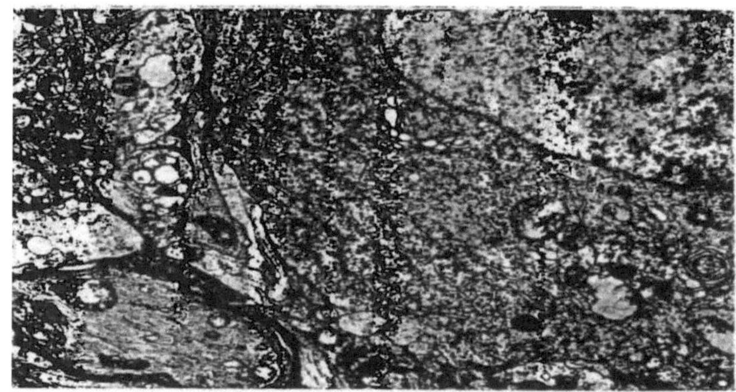

Figura 8. Histogénese neoplásica do sistema nervoso. Modelo de teratocarcinoma de ratinho, contendo tecido neuroglial, derivado da linha celular de carcinoma embrionário PCC3. Microscopia eletrónica de neurónio apresentando corpos de Nissl, rodeados por fibras mielinizadas. (x6000)

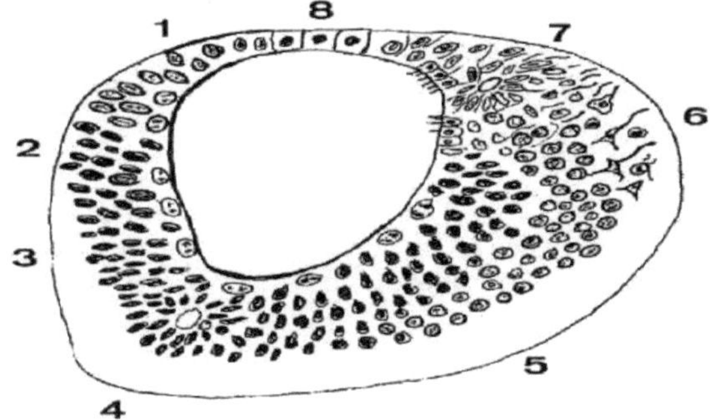

Figura 9. Histogénese neoplásica do sistema nervoso. Modelo de teratocarcinoma de ratinho, contendo tecido neuroglial, derivado da linha celular de carcinoma embrionário PCC3.

Esquema da morfogénese do componente neuroectoblasto proveniente da estrutura vesicular:

1. Limite medulo-epitelial; 2. Aparecimento de células neuroblásticas (células matriciais); 3. Aparecimento da zona marginal; 4. Formação de rosetas neuroblásticas na zona ventricular; 5. Aparecimento do neurópilo (manteau?); 6. e 7. Diferenciação do neurópilo dando neurónios e células gliais (astrócitos e oligodendrócitos); 7. e 8. Diferenciação das células ependimárias.

Referências

1. Harding BN, Golden JA. Developmental neuropathology. Internat Soc Neuropathol, Basileia, Suíça 2004

2. Love S, Arie Perry A, Ironside J, Budka H. Greenfield's Neuropathology, 9th ed, CRC Press, NY, 2015)

3 Kleihues P, Cavenee WK. In: Patologia e Genética dos tumores do sistema nervoso, Ed. JARC, 1997, p.89

4 Kleihues P, Luis DN, Scheithauer BW et al. A classificação da OMS para os tumores do sistema nervoso. J Neuropath & Exp Neurol, 2002; (61)3: 215-25, https://doi.org/10.1093/jnen/6L3.215

5. Glick RP, Lichtor T, Unterman TG. Factores de crescimento semelhantes à insulina em tumores do sistema nervoso central. J Neuro-Oncol. 1997;(35)3:315-25.

6. Esiri M, Perl D. Oppenheimer's diagnostic neuropathology, 3rd ed, Ed. CRC Press, FL, 2006

7. Trojan J, Cloix J-F, Ardourel M, Chatel M, Anthony D. IGF-I biology and targeting in malignant glioma. Neurosci, 2007;145(3):795-811.

8. Trojan A, Aristizabal B, Jay LM, et al. Teste do biomarcador IGF-I num contexto ético. Adv Modern Onco Res. 2016;2(4). doi: 10.18282/amor:v2:i4.58

9. Abelev GJ. Alfa-fetoproteína na ontogénese e sua associação com tumores malignos. Adv Cancer Res. 1971;14:295-9.

10. Trojan J, Uriel J, (apresentado por F. Jacob). Localização intracelular da alfafeproteína e da albumina sérica no sistema nervoso central do rato durante o desenvolvimento fetal e pós-natal. (em francês). CR Acad Sci. Paris. 1979; 289(15): 1157-60.

11. Trojan J, Johnson TR, Rudin SD et al. Gene therapy of murine teratocarcinoma: separate functions for insulin-like growth factors I and II in immunogenicity and differentiation.

Proc Natl Acad Sci USA. 1994; 91:6088-92.

12. Dambska M, Wisniewski K. Normal and pathologic development of the human brain and spinal cord. Ed. John Libbey & Comp, Londres, 1999

13. Benedetti E, Galzio R, D'Angelo B, Ceru MP, Cimini A. PPARs em tumores neuroepiteliais humanos: Ligandos PPAR como terapias anticancerígenas para os tumores neuroepiteliais humanos mais comuns. PPAR Res. 2010;401-27. doi: 10.1155/2010/427401

14. Gaillard J, Caillaud JM, Maunoury R et al. Expressão de neuro-ectoblasto em teratocarcinomas murinos: estudos electrónicos-microscópicos e imunocitoquímicos, aplicações em embriologia e em patologia tumoral do sistema nervoso central. (em francês). Bull Inst Pasteur. 1984;82:335-85.

15. Trojan J, Gaillard J, Vedrenne C et al. Localização do antigénio do grupo sanguíneo H em derivados ectoblásticos de teratocarcinoma murino. Tumour Biol. 1987;8:9-18:

16. Trojan J, Naval X, Johnson T et al. Expressão da albumina sérica e da alfa-fetoproteína em estruturas embrionárias primitivas normais e neoplásicas de teratocarcinoma murino.

Molec Reprod Dev. 1995;42(4),369-78.

17. Castillo T, Trojan A, Noguera MC et al. Experiência epistemiológica na elaboração de tecnologia de biologia molecular para terapia com imunogénios (em espanhol). Rev Cien. 2016; 2 (25). doi: 10.14483/udistrital.jour.RC.2016.25.a6

18. Trojan J, Uriel J, Deugnier MA, Gaillard J. Estudo quantitativo imunocitoquímico da alfa-fetoproteína no desenvolvimento neural normal e neoplásico. Dev Neurosci. 1984;6: 251-9.

19. François JC, Duc HT, Upegui-Gonzalez LC et al. Alterações na tumorigenicidade de células de carcinoma embrionário por IGF-I de tripla hélice induzidas por alterações na imunogenicidade e apoptose. Life Sci. 2001;68(3):307-19:

20. Trojan J, Kasprzak H, Anthony D. Como travar o desenvolvimento de neoplasias gliais no cérebro: Antisense strategy. In: MF Bezerra e CR Alves "Glioblastoma: Factores de Risco, Diagnóstico e Opções de Tratamento". Ed. Nova Science Publishers, Inc. NY, 2012, cap. 6, pp 1-14

21. Stevens LC. Estudos sobre teratoma testicular transplantável de ratinhos da estirpe 129. J Nat Cancer Inst. 1958; 20:1257-76.

22. Willis RA. Tecido nervoso em teratomas. In: J. Minckler "Pathology of the nervous system" Vol 2, 1937-43). Ed. MacGraw-Hill, Hamburgo, 1971.

23. Damjanow I, Solter D, Serman D. Teratocarcinoma com capacidade de diferenciação restrita ao tecido neuro-ectodérmico. Virchows Arch B Zell Path. 1973;13:179-85.

24. Gaillard JA. Diferenciação e organização em teratomas. In: GV Sherbert "Neoplasia e diferenciação celular" Ed. Karger, Basileia, 1974.

25. Stevens LC, Varnum DS. The development of teratomas from part thenogenetically activated ovarian mouse eggs. Develop Biol. 1974; 37:369-80.

26. Gaillard JA. Teratocarcinoma experimental. Localização de corpos embrionários inoculados na cavidade abdominal de ratos singénicos (em francês). Bull Cancer. 1976; 63:341-52.

27. De Armond SJ, Vandenberg SR, Herman MH. Neural differentiation in the OTT 60-50 mouse teratoma: effects of intracerebral environment on the neural differentiation of embryoid bodies. Virchows Arch B Zell Path. 1981:393:39-52.

28. Nogales FFJr, Aguilar D. Tecidos neurais em teratomas humanos. In: I. Damjanov, BB Knowles, D. Solter "The human Teratomas". Humana Press, Clifton, 1983.

29. Trojan J, Gaillard JA, Uriel J. Localisation of alphafetoprotein in neuroepithelial derivatives of mouse teratocarcinoma (em francês). Ann Path. 1983;3:137-45.

30. Haugen 0A, Taylor CR. Immunohistochemical studies of ovarian and testicular teratomas with antiserum to glial fibrillary acid protein. Ata Path Microbiol Scand (Sect A). 1984; 92: 9-14.

31. Walther W, Stein US. Terapia genética do cancro. Métodos e protocolos. Ed. Human Press, NY, 2009

32. Templeton NS. Gene and cell therapies. Ed. CRC Press, Fl, 2009

33. Tu Y. Targets in gene therapy. Ed. InTech, Viena, Riyeka, 2011

34. Lichtor T. Evolução da biologia molecular dos tumores cerebrais e implicações terapêuticas. Ed. InTech, Viena, Riyeka, 2013

Reconhecimento

O texto deste capítulo baseia-se em artigos publicados: Biomed, 34(3) : 140-146 ; 1981, e Ann Pathol, 3(2): 137-145; 1983, e Dev Neurosci, 6: 251-259; 1984, e Tumour Biol, 8: 9-18; 1986, e PNAS, 91:6088-92;1994, e Molec Reprod Dev, 42 (4): 369-378; 1995, e Roc Acad Med Bial (Ann Acad Med Bial), 48:18-27; 2003, e Neuroscience, 145(3): 795-811; 2007, e Revista Cien, 2 (25): 2016, doi: 10.14414483/udistritaljour.RC.2016.25.a6, e Adv Modern Onco Res, 2(4); 2016, doi: 10.18282/amor:v2:i4.58

Capítulo 4

Estudo comparativo do desenvolvimento normal e neoplásico do SNC

J. Trojan ,[12] *, M.A. Deugnier[3] , J. Naval[1] , M. Hajeri-Germond[1] , L.A. Trojan 1,

Y. Pan[4] , X.M. Ming[5] , S.J. Bueno[2] , C. Lafarge -Frayssinet[1] , O. Abramsky[6] , J. Ilan[4] , C. Vedrenne[7] , J.A. Gaillard[8] , J. Uriel[1]

1.CNRS - Inst. Andre Lvov, e INSERM U.602, Universidade Paris XI, Villejuif, França; 2.Fac. Ciências da Saúde, Universidade UNAB e Clínica Foscal, Floridablanca, Colômbia;

3. Laboratório. Neurobiologia quantitativa, Universidade de Paris, Bobigny, França; 4.Faculdade de Medicina, Universidade CWRU, OH, EUA; 5.Celvax, Lille França; 6.Hospital Hadassah, Universidade de Jerusalém, Israel; 7.Lab. Anatomia Patológica, Hospital Sainte-Anne, Paris, França; 8.Lab. Histo-Patologia, Instituto Pasteur, Paris, França

*Autor correspondente

Introdução

A alfa-fetoproteína (AFP), uma proteína do soro fetal, foi localizada em diferentes tecidos durante o desenvolvimento embrionário e fetal [2-5] e especialmente no sistema nervoso central de várias espécies: rato [6-9], homem [10], ratinho [11], galinha [12, 13] e macaco [14]. Pode reaparecer no soro de indivíduos adultos com cancro e em tecidos tumorais [1]. Utilizando a coloração imunocitoquímica da AFP, concluiu-se que os tecidos são positivos para a AFP durante a diferenciação, enquanto são negativos nas fases indiferenciadas ou maduras [5, 15]. Por conseguinte, era lógico verificar quantitativamente se a relação entre a presença de AFP e a diferenciação também existe quando se compara o tecido nervoso normal com os seus homólogos neoplásicos. No presente estudo, os cérebros de ratos fetais e pós-natais foram utilizados como modelo de diferenciação neuroepitelial normal. A contraparte patológica foi um teratocarcinoma derivado da linha PCC4-aza 1 que se diferenciou, na sua maior parte, em neuroepitélio. Nesta linha celular, foram observadas estruturas que imitam o aspeto do tubo neural em diferentes fases do seu desenvolvimento; a sua histologia foi descrita anteriormente [16-19]. Para avaliar a quantidade de AFP intracitoplasmática corada, utilizámos a técnica da imunoperoxidase.

Além disso, neste trabalho, estudámos a expressão comparativa da AFP e da albumina sérica, SA, em estruturas neuroectoblásticas primitivas de embriões de rato (6 e 7 dias "post coitum") e em teratocarcinomas de rato (derivados da linha celular PCC4). Foi demonstrada a expressão do gene AFP e do gene SA em tecidos em desenvolvimento normais e neoplásicos [2028], bem como a localização imunocitoquímica destas duas oncoproteínas em diferentes tecidos em diferenciação [2,3,5,27,29]. Os tecidos estudados incluem o sistema nervoso humano e de roedores [7,10,11,30-32]. Além disso, a capacidade do tecido do sistema nervoso para absorver AFP e SA de fontes extracelulares foi verificada *em* estudos *in vitro* que envolveram culturas de células primárias e secundárias [8,13,33] e em estudos *in vivo* de cérebro fetal de rato [9,34].

No presente estudo, examinámos a expressão e a captação de SA e AFP em estruturas neuroectoblásticas neoplásicas primitivas, utilizando como modelo células de teratocarcinoma do rato derivadas de PCC4-aza-1 [17,29,35]. A expressão de ambas as proteínas nas estruturas dos teratocarcinomas foi comparada com a expressão destas proteínas nas estruturas embrionárias normais de ratinho morfologicamente correspondentes (6 e 7 dias após o coito, p.c.).

Materiais e métodos

Preparação de células e tecidos

Os embriões de ratinho (129Sv) 5-7 dias p.c. foram dissecados e fixados em etanol ou em paraformaldeído a 4%. A linha celular PCC4-aza-1 foi mantida rotineiramente conforme descrito por Gaillard et al. [35]. Os ratinhos 129-Sv foram inoculados por via subcutânea e os teratocarcinomas derivados da PCC4-aza-1 foram removidos após 6-10 dias [19]. Em algumas experiências, foram preparadas secções congeladas e sujeitas a marcação com AFP-FITC.

Fetos de ratos (estirpes Buffalo), 10-20 dias, e ratos recém-nascidos, 22-32 dias "postcoitum", foram dissecados sob anestesia com éter. Os cérebros dos ratos fetais e neonatais foram examinados em secções sagitais. Os tumores sólidos (teratocarcinoma) foram induzidos em ratinhos adultos 129 Sv (8 semanas) por inoculação subcutânea da linha PCC4-aza 1 [16]. Os tumores foram removidos entre 1 e 5 semanas após a inoculação, sacrificando 4-5 animais a cada 6-7 dias. Os cérebros e os tumores removidos foram lavados em solução salina tamponada com fosfato (PBS) e fixados durante 72-96 h numa mistura fria (4-6°C) de etanol : ácido acético (98:2 v:v). Em seguida, foram desidratadas e incluídas em parafina. Foram montadas secções seriadas de 4 t de espessura em lâminas de vidro e armazenadas a 4-6°C.

Imunocitoquímica

A AFP foi localizada pela técnica de imunoperoxidase indireta, utilizando anticorpos de coelho purificados para AFP de rato como primeiro reagente e, como segundo, um antissoro de cabra para IgG de coelho conjugado com peroxidase [5, 7]. O primeiro reagente que produziu uma forte reação cruzada com a AFP do rato foi também utilizado para corar tecido murino. Os anticorpos anti-AFP e o antissoro anti-IgG foram isolados de acordo com o método de *Avrameas e Ternynck* [36]. As secções em série foram tratadas com concentrações variáveis de antiAFP e uma diluição constante de anti-IgG conjugada com peroxidase. Foram utilizados anti-AFP purificados (4 mg/ml) nas seguintes concentrações: 0,200, 0,100, 0,050, 0,025 e 0,0125 mg/ml (concentrações superiores a 0,200 mg/ml reagiram inespecificamente com antigénios tecidulares). O antissoro anti-IgG conjugado (4-5 mg/ml) foi diluído a 1:50. Outros pormenores da técnica foram descritos noutro local [15]. Os controlos incluíram: (a) coloração para a atividade da peroxidase endógena (0.3% H202); (b) pré-incubação com soro de cabra normal (solução a 10% em PBS) durante 30 min; (c) incubação com anticorpos específicos absorvidos com AFP purificada; (d) incubação com IgG de coelho normal (diluição 1:50) em vez de anticorpos específicos; (e) incubação apenas com anticorpos marcados com peroxidase e (f) incubação com anticorpos anti-sucrase-isomaltase (uma oferta de *A. Zweibaum,* Inserm, Paris) em vez de anticorpos específicos; a enzima está ausente nos derivados neuroepiteliais mas presente nos endodérmicos.

Foram utilizados anticorpos anti-AFP e anti-SA (e os correspondentes conjugados marcados com FITC), em marcação imunocitoquímica indireta [37].

Marcação de SA e AFP in vivo

As proteínas (20 ug) foram marcadas com 1 mCi de^{125} J ou^{131} J pelo método da cloramina T. As actividades específicas variaram entre 5 e 15 uCi de proteína. As actividades específicas variaram entre 5 e 15 uCi de proteína. Quando os tumores mediam 0,4-0,6 cm, foram injectados 3 ug de^{125} J-AFP,^{125} J-SA ou^{125} J-ovalbumina (OA). Três a quatro dias após a injeção, os tumores e os tecidos normais foram removidos, pesados e medidos quanto à radioatividade num contador y. Em seguida, foram fixados em etanol-ácido acético, incluídos em parafina e seccionados para autoradiografia. Para uma comparação da distribuição de^{125} J-AFP, SA e OA em ratinhos, os índices de especificidade foram obtidos dividindo os valores individuais de $nCig^{-1}$ para AFP ou SA pelos valores obtidos para OA.

Cintigrafia

Os ratinhos foram injectados i.p. com^{131} I-AFP (20-40 uCi, ou seja, 0,5-1,0 ug AFP) ou com^{131} J-OA (40 uCi: 40 ug-0A). As imagens foram obtidas 3-6 dias após a injeção com uma câmara Y padrão ligada a um computador com visualização de dados.

mRNA para hibridação in situ

As secções de tecido em criostato foram fixadas em paraformaldeído a 4%. Foram pré-hibridizadas em 40% de formamida, 40 mM de EDTA, 0,5M de NaCI, 1 x solução de Denhardt, 0,2% de dodecil sulfato de sódio (SDS), 200 μg/ml de ADN desnaturado de esperma de salmão, 250 gig/m1 de ARNt de levedura, 40 mM de tampão PIPES, pH 6,8, durante 2 horas a 37°C. Após a pré-hibridação, a hibridação foi efectuada no mesmo tampão com sondas de cADN de AFP e SA marcadas com^{35} S durante 15-18 horas a 37°C. As lâminas foram lavadas sucessivamente com 50% de formamida/2 x SSC, 2 x SSC + 10% de f3-mercaptoetanol a 37°C e depois com 2 x SSC a 50°C. Após desidratação em etanol, as lâminas foram revestidas com emulsão fotográfica e armazenadas durante 10-15 dias antes da revelação.

Resultados

Tecido nervoso normal (córtex) e tecido nervoso neoplásico (teratocarcinoma)

No tecido cerebral do rato (Figuras 1 e 2), as primeiras células AFP positivas apareceram por volta do 13°-14° dia de vida fetal e foram observadas na zona ventricular. Por volta do 15º e 16º dias estavam também presentes na zona intermédia. Entre os 17 e os 20 dias, quando o tecido cerebral apresenta cinco zonas individualizadas: ventricular, subventricular, intermédia, cortical e marginal, as células AFP positivas predominaram na zona cortical (placa cortical) enquanto o seu número foi menor nas zonas intermédia e ventricular. Na placa cortical, a coloração das células marcadas tinha atingido o seu máximo no 19º-20º dia. Após o nascimento, toda a placa cortical foi positiva até ao 27º-28º dia "postcoitum", p.c., mas foi necessário aumentar a concentração de anticorpos para manter a marcação positiva. No 28º-30º dia, foram ainda observadas células AFP positivas no córtex, utilizando uma concentração relativamente elevada de anticorpos.

No teratocarcinoma murino, os derivados neuroepiteliais eram geralmente representados por tubos e quistos cujas paredes se assemelhavam às de um tubo neural em diferentes fases de desenvolvimento (Figuras 3-7); todas as estruturas neuroepiteliais observadas estavam dispostas na sequência nsA a nsF, de acordo com o seu grau de diferenciação.) A marcação da AFP estava ausente nas estruturas indiferenciadas (nsA). As rosetas neuroepiteliais, que são estruturas pouco diferenciadas (nsB), também eram negativas para a AFP, exceto aquelas cujas fibras nervosas poderiam ter sido impregnadas pela técnica de Bodian. As estruturas moderadamente diferenciadas (nsC e nsD) foram sempre positivas para a AFP, mesmo com uma concentração muito baixa de anticorpos (Figura 7). As estruturas bem diferenciadas (nsE) foram coradas com uma concentração de anticorpos muito mais elevada do que as últimas (nsC e nsD). As estruturas maduras (nsF) que imitam o canal ependimal foram sempre AFP negativas.

Avaliação quantitativa imunocitoquímica comparativa

A avaliação quantitativa na coloração da AFP no córtex de ratos em desenvolvimento é ilustrada na figura 2. Todos os animais estudados foram classificados de acordo com a idade: 13-14, 16-17, 19-20, 22-23, 25-26 e 28-29 dias. Em cada grupo foram examinados 2 animais; em ambos os animais foram marcadas cinco secções seriadas do cérebro com cinco concentrações diferentes de anticorpos antiAFP (ver Material e Métodos). Utilizando diluições em série de anticorpos, estabelecemos os pontos finais da coloração (concentração mínima de anticorpos que dá uma marcação positiva). Do mesmo modo, encontrámos os pontos finais de coloração relacionados com diferentes estruturas neuroepiteliais de teratocarcinomas de ratinho em desenvolvimento (Figura 7). Distinguimos algumas formas gerais (fases nsA-nsF) de estruturas neuroepiteliais (ver acima). Em cada estádio, foram investigadas duas estruturas homológicas (ou seja, duas rosetas neuroepiteliais, mas derivadas de tumores diferentes). Os resultados destas investigações são apresentados na figura 6.

Os pontos finais estabelecidos permitiram-nos avaliar as quantidades de AFP corada presentes em diferentes fases dos tecidos em desenvolvimento normais e neoplásicos. No caso do córtex cerebral do rato (Figuras 2 e 7), a AFP aparece quando a parede cerebral começa a diferenciar-se (13-14 dias). A quantidade de AFP corada aumenta durante a formação das cinco zonas, atingindo um máximo na placa cortical imediatamente antes do nascimento (19-20 dias de gestação). Depois disso, diminui progressivamente e desaparece com a formação do neocórtex. Nos teratocarcinomas de ratinho (Figura 7), a AFP está fracamente presente em rosetas neuroepiteliais pouco diferenciadas (nsB Bodian positivo). As quantidades mais elevadas de AFP corada correspondem a estruturas que imitam o epitélio neuroependimal em diferenciação (máximo em tubos bi ou pseudo-hicelulares, nsD). A quantidade de proteína diminui em quistos ou tubos neurais ou neuroependimários bem diferenciados, desaparecendo nos maduros.

Embriões de ratinho: SA e AFP e respectivos mRNAs

Os transcritos de SA foram detectados por hibridação in situ em embriões de 6 e 7 dias. A imunocoloração detectou a proteína SA apenas em embriões de 7 dias. As transcrições de AFP foram demonstráveis apenas em embriões de 7 dias, e a AFP não pôde ser demonstrada por imunomarcação em embriões de 6 ou 7 dias.

Teratocarcinoma do ratinho: SA e AFP e respectivos mRNAs

A morfologia das fases iniciais da diferenciação neuroectoblástica no modelo de teratocarcinoma do ratinho foi descrita [2,29,30,38-43]. Os transcritos de SA foram detectados em estruturas neuroectoblásticas pouco e moderadamente diferenciadas. A SA foi demonstrável imunocitoquimicamente em quistos moderadamente e bem diferenciados e também em grupos de células não diferenciadas (Figura 8). As transcrições de AFP foram detectáveis apenas em quistos moderadamente diferenciados e nos seus homólogos em embriões normais de ratinho de 7 dias. A AFP não era detetável imunocitoquimicamente nestes teratocarcinomas ou nos seus homólogos em embriões de ratinho de 6 ou 7 dias. No entanto, a AFP era detetável imunocitoquimicamente em estruturas bem diferenciadas de teratocarcinoma (Figura 8).

Autoradiografia

Na sequência da autoradiografia de teratocarcinomas seccionados de ratinhos portadores de tumores injectados com^{125} I-AFP ou^{125} -SA, os grãos de prata estão concentrados no citoplasma das estruturas neuroectoblásticas (Figura 9). A comparação das densidades dos grãos após a injeção de^{125} I-SA ou AFP com a mesma atividade específica e desenvolvida ao mesmo tempo indicou que a SA foi absorvida em maiores quantidades. A AFP é absorvida pelas estruturas em diferenciação, enquanto a SA é absorvida tanto pelas estruturas em diferenciação como pelas estruturas não diferenciadas, à semelhança do padrão de distribuição dos ARNm, tal como demonstrado pela hibridação *in situ* e pela coloração com imunoperoxidase (Figura 8).

Discussão

Nos presentes estudos imunocitoquímicos comparativos do desenvolvimento do sistema nervoso normal e neoplásico, introduzimos um novo procedimento para os pontos finais

de coloração. Os pontos finais correspondiam a concentrações mínimas de anticorpos que ainda davam uma marcação positiva para a AFP. Os pontos finais da coloração permitiram-nos avaliar as concentrações de AFP em diferentes fases do desenvolvimento do tecido nervoso. No córtex cerebral do rato (Figura 1 e 2), a quantidade máxima de AFP corada foi encontrada no 19º-20º dia de gestação. Este máximo está bem correlacionado com os períodos de diferenciação morfológica e funcional ativa dessa região [44]. O declive ascendente coincide com o período indiferenciado, enquanto o declive descendente coincide com a maturação do córtex, o que confirma a quantificação imunoquímica da AFP no cérebro pós-natal de ratos [45].

No que diz respeito ao teratocarcinoma do rato (Figura 7), a sequência proposta de diferenciação das estruturas neuroepiteliais (de nsA a nsF; ver Resultados) está de acordo com as conclusões de outros investigadores [18,46], assumindo que o grau de diferenciação dos derivados neuroepiteliais no teratocarcinoma murino depende diretamente do período de desenvolvimento do tumor. A curva que avalia a presença de AFP durante o desenvolvimento neoplásico (Figura 7) é semelhante à do desenvolvimento normal (Figura 2). Tanto no tecido neuroepitelial normal (cerebral) como no neoplásico (teratocarcinomatoso), a inclinação ascendente das curvas descreve a presença de AFP em estruturas pouco diferenciadas. O ponto máximo da curva corresponde a estruturas moderadamente diferenciadas e a inclinação descendente das curvas a estruturas bem diferenciadas.

A expressão e a captação da AFP e da albumina sérica, SA, têm sido utilizadas como marcadores do desenvolvimento fetal e neoplásico [23,24,27-29,33,47]. Acredita-se que ambas as proteínas sejam transportadoras de ácidos gordos polinsaturados, que são essenciais para a diferenciação embrionária/fetal [48-50].

No presente trabalho, examinámos a expressão e a captação de AFP e SA durante as primeiras fases embrionárias de diferenciação normal e neoplásica. Utilizando o modelo de teratocarcinoma de ratinho PCC4, comparámos as estruturas neuroectoblásticas neoplásicas com as estruturas normais correspondentes de embriões de ratinho de 6 e 7 dias. Aos 6 dias p.c. e nas estruturas ectoblásticas correspondentes dos teratocarcinomas, apenas foram detectados transcritos de ARNm de SA, mas não a proteína SA; em embriões de 7 dias p.c. e nas estruturas neuroectoblásticas correspondentes dos teratocarcinomas, foram detectadas a proteína SA e os transcritos de SA. As transcrições de AFP-mRNA que aparecem em embriões aos 7 dias p.c. ou em teratocarcinomas em estruturas neuroectoblásticas morfologicamente correspondentes, não são acompanhadas pela proteína AFP. Estes resultados confirmaram a demonstração anterior de que a AFP está ausente em estruturas neoplásicas embrionárias ou pouco diferenciadas e está presente apenas no período fetal e neonatal (ou em estruturas neoplásicas moderadamente diferenciadas) [30].

Enquanto os transcritos de AFP e a sua proteína são observados exclusivamente em estruturas diferenciadas, os transcritos de SA e a sua proteína são observados tanto em células diferenciadas como não diferenciadas (Figura 8). Foi observada uma distribuição semelhante para a AFP e SA radiomarcadas internalizadas em estruturas neuroectoblásticas (Figura 9). A AFP concentrou-se apenas em estruturas diferenciadas. Os grãos autoradiográficos que detectam a AFP injectada acumularam-se em torno das membranas celulares, sugerindo a presença do recetor da AFP [9,51,52].

Os resultados aqui apresentados, utilizando o modelo de teratocarcinoma, demonstram que a SA exógena é internalizada em quantidades muito maiores do que a AFP exógena pelas estruturas neuroectoblásticas primitivas. Além disso, a expressão de SA foi cerca de 6 vezes superior à da AFP nas estruturas neuroectoblásticas. A captação de SA também foi muito maior do que a de AFP nessas estruturas. Os resultados sugerem que a SA pode desempenhar um papel mais importante no desenvolvimento embrionário, enquanto a AFP pode ser mais importante no desenvolvimento fetal [29]. No entanto, a comparação entre o desenvolvimento normal do sistema nervoso central e a diferenciação do tecido nervoso no teratocarcinoma necessita de um estudo mais aprofundado, uma vez que as relações entre a morfogénese e a diferenciação ainda não são completamente compreendidas [29,31,35,53,54,55].

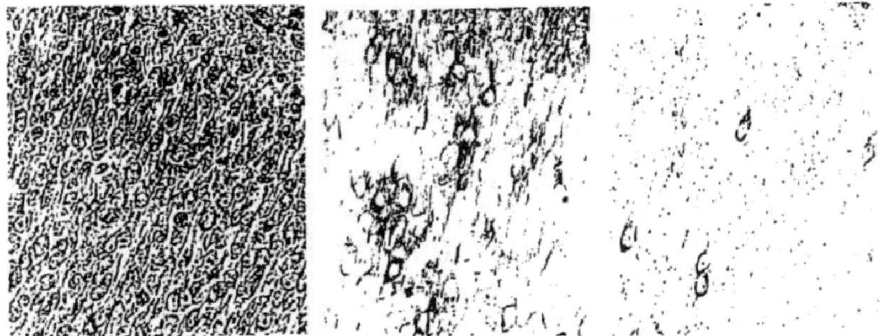

Figura 1. Córtex cerebral de rato aos 19-20 dias 'postcoitum-. (esquerda) A região da placa cortical e da zona marginal. (centro e direita) A mesma região; marcação imunocitoquímica da AFP (coloração intracitoplasmática negra) - concentração de anticorpos anti-AFP: 0,050 mg/ml e 0,025 mg/ml, respetivamente. Note-se que, utilizando metade da concentração de anticorpos, apenas algumas células são marcadas positivamente (direita) em comparação com grupos de células coradas (meio). (esquerda) HE, (x400)

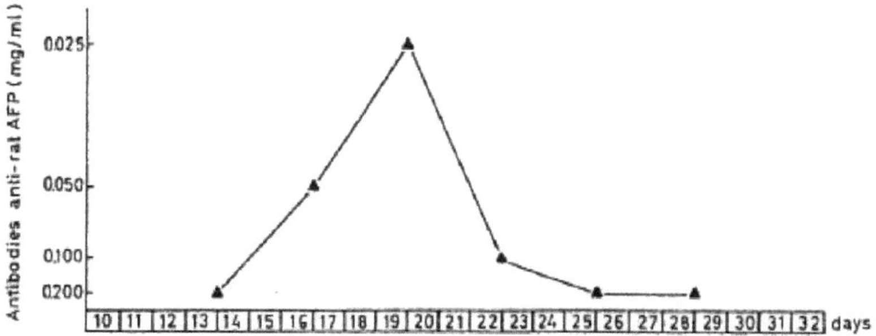

Figura 2. A figura resume a marcação com imunoperoxidase da AFP no córtex cerebral do rato. Os pontos finais da coloração são apresentados em várias idades - dias "postcoitum", p.c. Compare esta figura com a Figura 7 (que resume a marcação da AFP com imunoperoxidase no desenvolvimento neoplásico do sistema nervoso).

Figura 3.

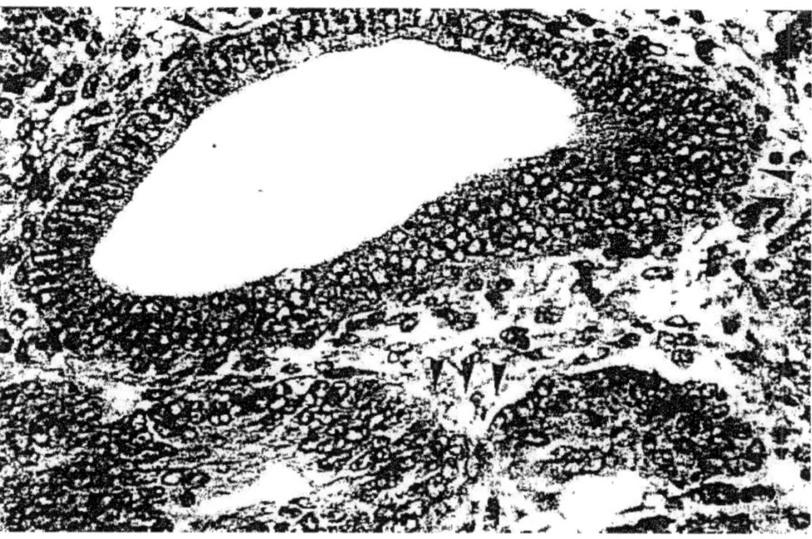

Figura 3. Teratocarcinoma de ratinho derivado de células PCC4 CE Desenvolvimento do sistema nervoso neoplásico. Primeiro passo: componentes ectoblásticos e neuroectoblásticos. Um cisto (em cima) e duas rosetas (em baixo). O cisto ectoblástico reproduz carateristicamente o ectoblasto normal (de embriões murinos de 7 ou 8 dias de idade). É parcialmente delimitado por um epitélio uni ou bicelular de células prismáticas com núcleos alongados (1 ponta de seta) e parcialmente delimitado por um epitélio pluriestratificado sem membranas celulares distintas (pseudosincitium) apresentando poucas mitoses (2 pontas de seta). As células pseudosinciais com núcleo claro esférico ou irregular formam também as duas rosetas (3 pontas de seta). Na vizinhança do quisto e das rosetas, existem células de linhagens neuronais e gliais (derivadas do neuroectoblasto). Os cistos e as rosetas são também chamados de estruturas meduloepiteliais ou neuroblásticas (Gaillard et al, 1984) HE. (X 400)

Figura 4.

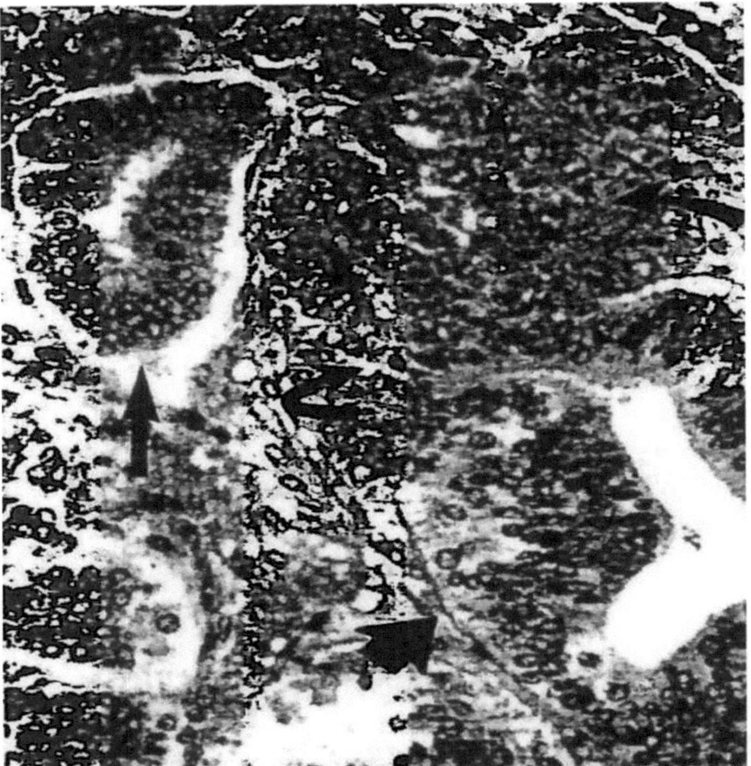

Figura 4. Teratocarcinoma de ratinho derivado de células PCC4 CE Desenvolvimento de sistema nervoso neoplásico. Etapa mais avançada do que a da Fig. 2. Componentes ectoblásticos e neuroectoblásticos em teratocarcinomas murinos. (em cima, à esquerda) Cisto ectoblástico moderadamente diferenciado, parcialmente delimitado por células alongadas e revestido por uma membrana limitadora interna incompleta. O cisto é acompanhado por tubos ectoblásticos ou aglomerados de células. (em cima à direita) Aglomerado de células formando uma estrutura neuroectoblástica, ligada a uma vesícula neuroepitelial (em baixo à direita) que se assemelha a um tubo neural com zonas ventriculares e marginais. HE. (X 250)

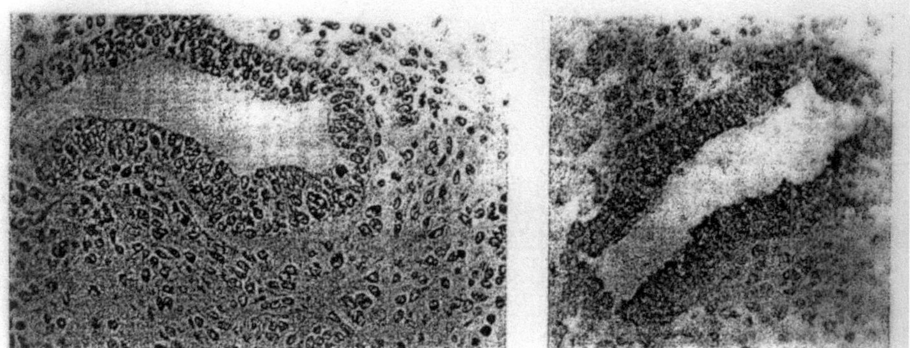

Figura 5. Derivados neuroepiteliais no teratocarcinoma do rato. (esquerda) Um quisto com bordo pluricelular apresentando uma lâmina basal em desenvolvimento (imitando um tubo neural) e rodeado por células de tipo embrionário. HE. (direita) O mesmo quisto marcado para AFP utilizando técnica de imunoperoxidase. (x400).

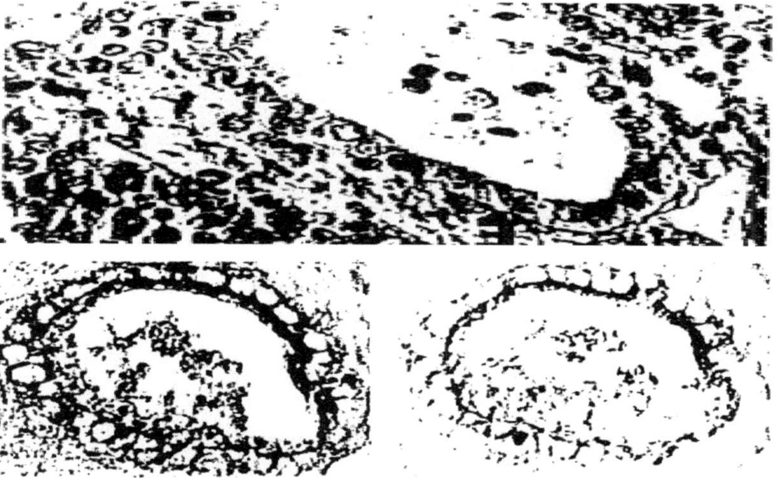

Figura 6. Derivados neuroepiteliais no teratocarcinoma do rato. (em cima) Um quisto com bordo parcialmente uni ou bicelular apresentando uma lâmina basal em desenvolvimento. A parede do quisto imita o bordo de um canal ependimal em diferenciação. O limitante externo é bem visível. O cisto é circundado por células neuroepiteliais, dispersas ou em grupos. HE (x150). (em baixo) Duas secções seriadas deste quisto utilizando técnica de imunoperoxidase - concentração de anticorpos anti-AFP: (em baixo à esquerda) 0,100 mg/ml; (em baixo à direita) 0,050 mg/ml. Note-se a diferença de intensidade da coloração intracitoplasmática entre as duas secções (x400)

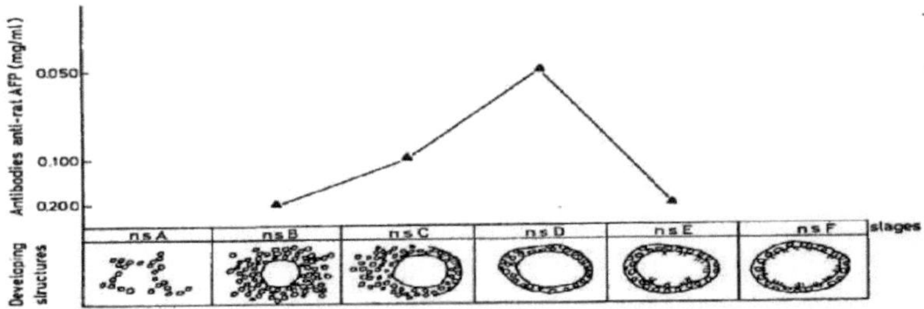

Figura 7. Parte superior da figura: marcação com imunoperoxidase da AFP em derivados neuroepiteliais de teratocarcinoma murino. Os pontos finais da coloração são mostrados em diferentes fases do desenvolvimento nervoso. Parte inferior da figura: uma sequência esquematizada das estruturas neuroepiteliais, desde as mais primitivas até às mais maduras: nsA=trabéculas, aglomerados ou vesículas (com bordo unicelular); nsB= rosetas neuroepiteliais; nsC= tubos e quistos com bordo pluricelular apresentando uma "lâmina basalis" parcialmente desenvolvida (tubo neural imitado); nsD=tubos e quistos com bordo uni ou bicelular; nsE=forma intermédia entre nsD e nsF; nsF=quistos com bordo unicelular apresentando cílios e assemelhando-se a uma parede de um canal ependimal maduro

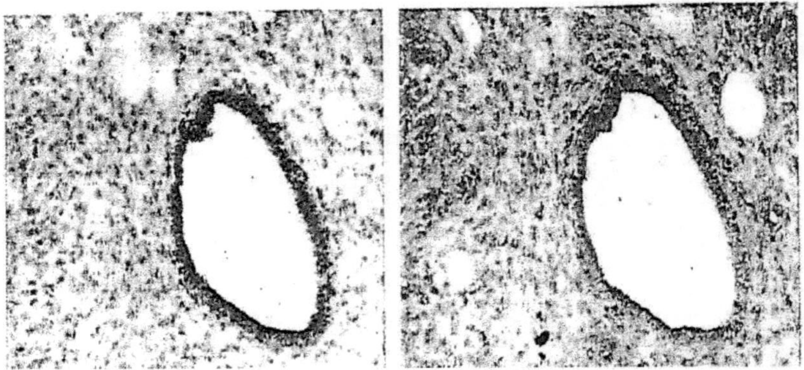

Figura 8. Teratocarcinoma de ratinho apresentando uma estrutura de quisto com bordo pluricelular. Comparação entre a marcação de AFP (esquerda) e SA (direita). A AFP está presente apenas na estrutura e ausente na sua vizinhança, enquanto a SA está presente tanto na estrutura como nas células circundantes. Técnica de iminoperoxidase, contracoloração com hematoxilina. (x100)

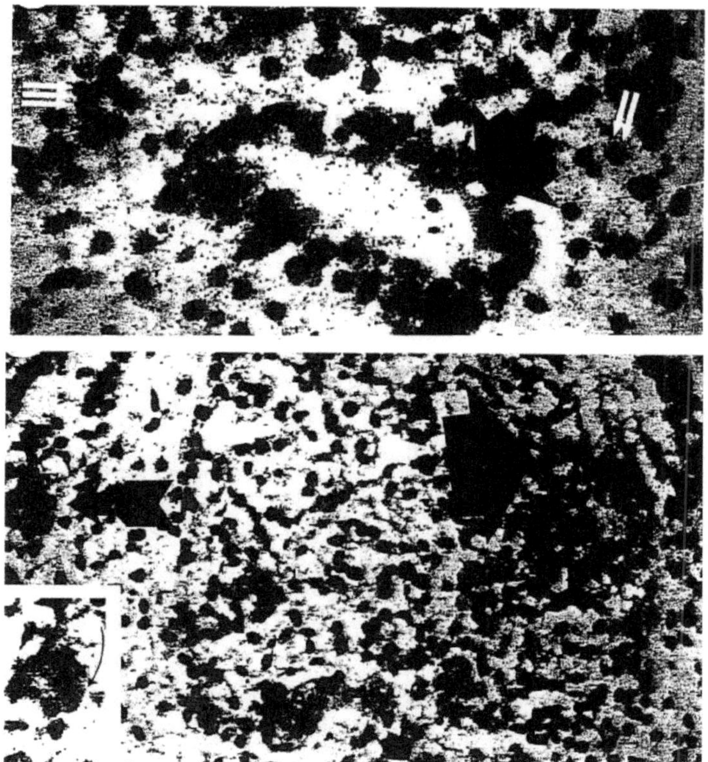

Figura 9. Secções de autorradiografia de teratocarcinoma de ratinho desenvolvido em ratinhos injectados s.c. com células PCC4. Os animais foram injectados com 125J-SA (em cima) ou -AFP (em baixo) (20 uCi) aproximadamente com a mesma atividade específica (uCi/mmol) e sacrificados 3 dias depois. As secções do tumor foram montadas em lâminas de vidro, cobertas com emulsão Ilford K5 e examinadas após terem permanecido 3 semanas a +4°C. Os grãos de prata estão concentrados no citoplasma dos elementos dispostos numa estrutura ecto-neuroectoblástica. A densidade dos grãos autoradiográficos é muito mais elevada após a injeção de SA marcada radioactivamente do que de AFP marcada radioactivamente. No caso da AFP, os grãos concentram-se geralmente em estruturas de diferenciação (em baixo), enquanto no caso da SA (em cima) estão presentes tanto no quisto ectoblástico (no centro) como em células individuais (seta dupla) ou em grupos de células (seta tripla). Os grãos estão sempre concentrados à volta da membrana das células, como indicado pela seta no Inset (em baixo). Coloração com hematoxilina. (em cima x250); (em baixo x150); e em baixo (x400)

Referências

1. Abeley GJ. Alfa-fetoptoteína na ontogénese e sua associação com tumores malignos. Adv Cancer Res 1971; 14: 295-358.

2. Engelhardt, NV, Poltoranina VS, Shipova, et al. Distribuição celular da AFP em ratinhos durante a ontogénese normal e em teratocarcinomas e hepatomas transplantáveis; in Masseyeff, Alphafetoprotein-Colloque, Nice 1974, pp. 217-230 (Inserm, Paris 1974).

3. Dziadek M, Adamson E. Localização e síntese da alfa-fetoproteína em embriões de ratinho pós-implantação. Exp. Morphol 1978; 43: 289-313.

4. Basteris B. Immunofluorescent localization of alpha-fetoprotein and albumin in embryonic fetal and new-born rat; in Lehman, Carcinoembryonic proteins, vol. II, Ed. Elsevier, Amesterdão 1979, pp

353-6.

5. Trojan J, Uriel J. Immunocytochemical localization of alpha-fetoprotein (AFP) and serum albumin (ALB) in ecto-, meso-, and endodermal tissue derivatives of the developing rat. Oncodev Biol Med 1982; 31:13-22.

6. Benno RH, Williams TH. Evidência da localização intracelular da alfa-fetoproteína no cérebro de rato em desenvolvimento. Brain Res 1978; 142: 182-6.

7. Trojan J, Uriel J. Localisation intracellulaire de l'alphafcetoproteine et de la serum albumine dans le systeme nerveux central du rat an cours du developpement foetal et post-natal. CR Acad Sci Paris 1979; 289D: 1157-60.

8. Uriel J, Trojan J, Moro R, Pineiro A. Intracellular uptake of a-fetoprotein: a marker of neural differentiation. Ann NY Acad Sci 1984; 417: 321-9.

9. Villacampa MJ, Lampreave F, Calvo M, et al. Incorporação de alfa-fetoproteína marcada radioactivamente no cérebro e noutros tecidos do rato em desenvolvimento. Dev Brain Res 1984; 12:

10. Mollgard K, Jacobsen M, Jacobsen GK et al. Provas imunohistoquímicas de uma localização intracelular das proteínas plasmáticas no plexo coroide e no cérebro de fetos humanos. Neurosci Lett 1979; 14: 85-90.

11. Toran-Allerand C.D. Coexistência de imunorreactividade da AFP, albumina e transferrina em neurónios do cérebro de rato em desenvolvimento. Nature 1980; *286:* 733-4. .

12. Moro R, Uriel J. Early localization of alpha-fetoprotein in the developing nervous system of the chicken (Localização precoce da alfa-fetoproteína no sistema nervoso em desenvolvimento da galinha). Oncodev Biol Med 1981; 2: 391-8.

13. Hajeri-Germond M, Trojan J, Uriel J, Hauw M. In vitro uptake of exogenous a-fetoprotein by chicken dorsal root ganglia. Dev Neurosci 1983/4 6: 111-7.

14. Uriel J, Trojan J, Dubouche P, Pineiro A. Intracellular alphafetoprotein and albumin in the developing nervous system of the baboon. Pathol Biol 1982; 30: 79-83.

15. Trojan, J, Uriel J. Localização da alfa-fetoproteína (AFP) no teratocarcinoma murino. Biomed 1981; 34: 140-6.

16. Jakob IL, Boon T, Gaillard JA, et al. Teratocarcinome de la souris, isolement, culture et proprietes de cellules a potentialites multiples. Ann Microbiol 1973; 124B: 269-82.

17. Vandenberg SR, Herman MM, Ludwin SK, Bignami A. Um teratoma testicular experimental do rato como modelo de neoplasia e diferenciação neuroepitelial. Observação ao microscópio de luz e em cultura de tecidos e órgãos. Am J Path 1979; 79: 147-168.

18. de Armond SI, Vandenberg SR, Herman M. Diferenciação neural no teratoma de inoite OTT 6050: efeitos do ambiente intracerebral OA na diferenciação neural de corpos embrióides. Virchows Arch Akt A Path Anat 1981; 393: 39-52.

19. Trojan J, Gaillard J, Uriel J. Localisation de l'alphafetoproteine dans les derives neuroepitheliaux des teratocarcinomes de la souris. Anat Pathol 1983; 3: 137-45.

20. Selten GCM, Princen HMG, Selten-Versteegen AME, et al. Conteúdo sequencial dos mRNAs dos polipéptidos de alfa-fetoproteína, albumina e fibrinogénio em diferentes órgãos, tecidos em desenvolvimento e no fígado durante a carcinogénese em ratos. Biochim Biophys Ata 1982; 699: 131-7.

21. Tilghman SM, Belayew A. Transcriptional control of the murine albuminlalpha- fetoprotein locus during development. Proc Natl Acad Sci USA 1982; 82: 5254-7.

22. Sell G, Longley MA, Boutler J. Alpha-fetoprotein and albumin gene expression in brain and other tissues of fetal and adult rats. Dev Brain Res 1985; 22: 49-53.

23. Poliard A, Feldmann G, Bernuau D. Alpha-fetoprotein and albumin gene transcripts are detected in distinct cell populations of the brain and kidney of the developing rat. Adv Cancer Res 1988; 29: 275-346.

24. Nahon JL, Tratner I, Poliard A, et al.Albumin and alphafetoprotein gene expression in various non-hepatic rat tissues. J Biol Chem 1988; 163: 11436-42.

25. Lafarge-Frayssinet C, Torres JM, Frain M, Uriel J. Alphafetoprotein gene expression in human lymphoblastoid cells and in PHA-stimulated normal T-lymphocytes. Biochem Biophys Res Commun

1989; 159:112-8.

26. Esteban J, Trojan J, Macho A, et al. Expressão do gene da alfa-fetoproteína e dos receptores da alfa-fetoproteína em células mononucleares humanas normais e malignas do sangue periférico. Leukemia 1993; 7:1807-16.

27. Trojan J, Naval X, Johnson T, et al. Expressão de albumina sérica e de alfa-fetoproteína em estruturas embrionárias primitivas normais e neoplásicas de teratocarcinoma murino. Molec Reprod Dev 1995; 42 (4): 369-78.

28. Trojan A, Aristizabal B, Jay LM et al. Testes do biomarcador IGF-I num contexto ético. Teste do biomarcador IGF-I num contexto ético. Adv Modern Onco Res 2016; 2(4), doi: 10.18282/amor:v2:i4.58

29. Castillo T, Trojan A, Noguera MC, et al. Experiência epistemiológica na elaboração de tecnologia de biologia molecular para terapia imunogénica (em espanhol). Rev Cien 2016; 2 (25), doi: 10.14483/udistritaljour.RC.2016.25.a6

30. Trojan J, Uriel J, Deugnier MA, Gaillard J. Estudo quantitativo imunocitoquímico da alfa-fetoproteína no desenvolvimento neural normal e neoplásico. Dev Neurosci 1984; 6: 251-9.

31. Harding BN, Golden JA. Developmental neuropathology. Internat Soc Neuropathol, Basileia, Suíça, 2004

32. Bera MF, Connors BW, Paradiso MA. Neurociência. Explorando o cérebro. 4th edition. Ed. Wolters Kluver, NY, 2016

33. Hajeri-Germond M, Naval J, Trojan J, Uriel J. The uptake of alpha-fetoprotein by C-1300 mouse neuroblastoma cells. Br J Cancer 1985; 51:791-7.

34. Uriel J, Trojan J, Moro R, Piniero A. Intracellular uptake of alpha-fetoprotein: a marker of neural differentiation. Ann N Y Acad Sci 1983; 412: 321-9.

35. Gaillard J, Caillaud JM, Maunoury R, et al. Expression du neuro-ectoblase dans les teratocarcomas et les teratomes de la souris: etude microscopique, ultrastructurale et immunohistochimique applications a l'embryologie et a la pathologie tumorale du systeme nervaux central. Bull Inst Pasteur 1984; 82: 335-85.

36. Avrameas S, Ternynck T. The cross linking of protein with glutaraldehyde and its use for the preparation of immunoabsorbants. Immunochem 1969; 6: 53-66.

37. Trojan J., Blossey B.K., Johnson T., et al. Perda de tumorogenicidade do glioblastoma de rato dirigida pela transcrição do cDNA antisense do fator de crescimento semelhante à insulina I. Proc Natl Acad Sci USA 1992; 89 (11); 4874-8.

38. Damjanov I, Solter D. Teratoma experimental. Curr Top Pathol 1974; 59: 69-130.

39. Martin GR (1980): Teratocarcinomas e embriogénese de mamíferos. Science 1980 209:76876.

40. Fox NW, Damjanov I, Knowles BB, Solter D. Localização imunohistoquímica do antigénio embrionário específico da fase 1 do rato em tecidos e tumores humanos. Cancer Res 1983; 43: 669-78.

41. Damjanov I, Bagasra 0, Solter D (1983): A genética e os factores epigenéticos regulam a evolução da malignidade dos teratomas derivados de embriões. Cold Spring Harbor Conf Cell Prolif 1983; 10: 501-16.

42. Trojan J, Gaillard J, Vedrenne C, et al. Localização do antigénio do grupo sanguíneo H em derivados ectoblásticos de teratocarcinoma murino. Tumour Biol 1986; 8: 9-18.

43. Trojan LA, Ly A, Kopinski P, et al. Vacinas tumorais anti IGF-I anti-sentido e de tripla hélice: terapia genética de gliomas. Int J Cancer Prevent 2006/7; 72(4): 227-43.

44. Berry M. Desenvolvimento do neocórtex cerebral do rato. In: Gottlieb, " Aspects of neurogenesis", Ed. Academic Press, Londres, 1974, pp 8-30.

45. Pineiro A, Calvo M, Iguaz F, et al. Caracterização, origem e evolução da a-fetoproteína e da albumina no cérebro pós-natal do rato. Int J Biochem 1982; 14: 817-23.

46. Vandenberg SR, Chatel M, Griffiths 0M, et al. Diferenciação neural no teratoma do rato OTT 6050. Produção de uma fração tumoral restrita a células estaminais e células neurais após elutriação centrífuga. Virchows Arch. Akt A Path Anat 1981; 392: 281-9.

47. Trojan J, Boutry JM, Hauw JJ, et al. Alfa-fetoproteína (AFP) endógena e exógena como marcadores diferenciais de células de Schwann e fibroblastos de rato neonatal em cultura. Dev Neurosci 1992; 14(4): 296-307.

48. Parmerlee DC, Evenson MA, Deutch MF. A presença de ácidos gordos na AFP humana. J Biol Chem 1978; 253: 2114-9.

49. Pineiro A, 0livito AM, Uriel J. Fixação de ácidos gordos polinsaturados pela alfa-fetoproteína e pela albumina sérica de rato. C R Acad Sci 1979; 289: 1053-6.

50. Benassayag C, Vallette G, Delorme H, et al. Alta afinidade dos ácidos gordos polinsaturados não esterificados pela alfa-fetoproteína do rato. Oncodev Biol Med 1980; 1: 27-36.

51. Naval J, Villacampa MJ, Gogeul Al, Uriel J. Receptores específicos do tipo celular para a alfa-fetoproteína numa linha celular de linfoma T do rato. Proc Natl Acad Sci U S A 1985; 82:3301

52. Uriel J. The physiological role of alpha-fetoprotein in cell growth and differentiation (O papel fisiológico da alfa-fetoproteína no crescimento e diferenciação celular). J Nucl Med Allied Sci, 1989; 33(3): 12-7.

53. Kleihues P, Cavenee WK. Pathology and genetics of tumours of the nervous system (Patologia e genética dos tumores do sistema nervoso). Ed. JARC, 1997

54. Love S, Arie Perry A, Ironside J, Budka H. Greenfield's Neuropathology, 9th ed, CRC Press, NY, 2015

55. Uriel J. Lesão celular, retrodiferenciação e o paradoxo do tratamento do cancro. Tumor Biol, 2015; 36(10): doi: 10.1007/s13277-015-3981-2

Agradecimentos

O texto deste capítulo baseia-se em artigos publicados: Biomed., 34(3) : 140-146 ; 1981, e Ann Pathol, 3(2): 137-145; 1983, e Dev Neurosci, 6: 251-259; 1984 e Tumour Biol, 8: 9-18; 1986, e PNAS, 91:6088-92;1994, e Molec Reprod Dev, 42 (4): 369-378; 1995, e IJCP, 2(4): 227-243; 2006 / 7, e Revista Cien, 2 (25): 2016, doi: 10.144, e World J Res Rev, 1(3): 67-75; 2016

Capítulo 5

Diagnóstico de neoplasia do SNC - alvos AFP e IGF-I

M. Hajeri-Germond[1] , A. Trojan[2] , J. Naval[1] , L. M. Jay[3] , T. Castillo[3] , A. Ly1, P. J. Penagos[4] , H. Kasprzak[5] , L.A. Trojan[1] , C. Andres[6] , D. Mantilla[7] , S. Bueno[7] , A. Shevelev[8] , J.A. Gaillard[9] , B.H. Aristizabal[10] , J. Uriel[1] , J. Trojan *[1,7]

1. CNRS - Inst. André Lwoff, dnd INSERM U602, Universidade Pdris 11, Villejuif, França;

2. Faculdade de Medicina, FUJNC - Universidade de Corpds, Bogotá, Colômbia; 3. Departamento de Investigação, INS - Instituto Nacional de Saúde, Bogotá, Colômbia; 4. Departamento de Neurocirurgia, INC - Instituto Nacional de Cancerologia, Bogotá, Colômbia; 5. Collegium Medicum, N. Copernic University, Bydgoszcz, Poldnd ; 6. INSERM, Bretonnedu University Hospitdl, Tours, Frdnce ; 7. Fdculty of Hedlth Sciences, UNAB University, Floriddbldncd, Colombid; 8. Ldb. Engenharia Celular, Inst. Cdrdiology, Moscovo, Rússia; 9. Ldb. Histopdtologia, Institut Pdsteur, Pdris, França; 10. Ldb. Biologia Molecular, HPTU Hospitdl e UNIGEM, Medellín, Colômbia

*Autor correspondente

Introdução

Foi demonstrado que a alfa-fetoproteína, AFP, uma oncoproteína, está presente em diferentes tecidos neoplásicos ou cancerosos [1]. Em 1963, Abelev e os seus colaboradores descobriram o reaparecimento desta globulina fetal no soro de ratinhos portadores de hepatomas primários [1]. A AFP também está presente em tecidos normais em desenvolvimento [2]. Está agora bem estabelecido que, em embriões pós-implantação precoce de mamíferos, a capacidade de sintetizar AFP é restrita às células da endoderme visceral em torno da região embrionária do cilindro do ovo [3]. Mais tarde no desenvolvimento, a AFP é produzida predominantemente pelo saco vitelino e pelo fígado fetal [4]. Além disso, várias estruturas fetais que não sintetizam AFP têm, no entanto, uma alta afinidade pela proteína. Assim, Benno e Williams [5] e Trojan e Uriel [6] chamaram a atenção para a presença da AFP no cérebro de ratos em desenvolvimento e demonstraram a presença da proteína em vários tecidos embrionários e fetais de ratos, ratinhos e macacos em desenvolvimento, bem como no embrião de galinha [2]. A presença da AFP parece estar relacionada **com** o estágio de diferenciação celular e tecidual. A AFP está ausente tanto em células indiferenciadas como em células totalmente diferenciadas [2].

A localização da AFP foi comparada com a de outra oncoproteína - a albumina sérica, SA. A distribuição da SA e da AFP e dos seus mRNAs foi investigada em estruturas neuroectoblásticas primitivas de embriões de rato e de ratinho, e dos teratocarcinomas que apresentam estruturas neoplásicas comparativas. O ARNm da SA deu um sinal forte em estruturas em diferenciação, bem como em grupos de células indiferenciadas. O AFP-mRNA foi observado apenas em estruturas em diferenciação [7]. Em ratinhos portadores de teratocarcinoma injectados intraperitonealmente com SA e AFP radiomarcadas com J-125, foram demonstradas acumulações significativas de SA e AFP nos tumores, sendo a SA cerca de 3 vezes superior à AFP após normalização para a quantidade de captação no fígado. No caso do neuroblastoma estudado comparativamente, que apresentava apenas componentes neuroblásticos (diferente do teratocarcinoma que continha elementos neuroectoblásticos e neuroblásticos), a acumulação de SA e AFP radiomarcadas apresentava uma relação de 1:1. A fotomicrografia externa *in vivo* confirmou esta relação entre as proteínas radiomarcadas acumuladas em ambos os tumores estudados; as últimas observações foram úteis para o diagnóstico diferencial dos tumores [7]. No parágrafo "Alvo da AFP", descrevemos em pormenor esta técnica - injeção de AFP radiomarcada - como instrumento de diagnóstico de tumores, utilizando um modelo de neuroblastoma de ratinho.

Em 1992, Trojan e os seus colaboradores demonstraram que um outro antigénio do desenvolvimento do cancro, um fator de crescimento semelhante à insulina, IGF-1 [8-12], está presente nas células do glioma mas ausente nas células do neuroblastoma [13]. Utilizando um modelo de teratocarcinoma, Trojan e os seus colaboradores demonstraram que os hepatócitos neoplásicos exprimem IGF-1 e IGF-II e que as células neuroblásticas exprimem IGF-II [14]. Estas observações permitiram estudar separadamente, utilizando IGF-I e IGF-II como marcadores de oncoproteínas, diferentes tumores, especialmente tumores gliais e neurais [811,15-19]. Os IGF-I e -II são, na verdade, reconhecidos como os factores de crescimento mais importantes relacionados com a diferenciação e a maturação dos tecidos normais e neoplásicos em desenvolvimento, especialmente os tecidos do sistema nervoso (tal como foi sugerido anteriormente [11,20]. Noutro parágrafo - "IGF-I alvo" -, descrevemos a utilização atual do IGF-I como biomarcador de tumores cerebrais e outras patologias do sistema nervoso.

AFP

Generalidade

Vários antigénios de superfície celular dos neuroblastomas são também expressos por células do cérebro maduro [21]. Por outro lado, foram descritos antigénios onconeurais fetais que são expressos tanto pelo neuroblastoma como pelas células neurais fetais [22], incluindo a AFP e o IGF-II [13]. Trabalhos de imunocitoquímica demonstraram a presença intracelular de alfa-foetoproteína (AFP) e também de albumina sérica (SA) na maioria das células neurais, num período transitório das suas vias de maturação. Vários estudos *in vitro* e *in vist* suportam a conclusão de que a presença de AFP, e talvez de SA, resulta da absorção de proteínas em oposição a uma eventual síntese *in situ* [25-27]. A capacidade de incorporação da AFP, comum a muitos tecidos durante a ontogénese, pode reaparecer nas células neoplásicas [28]. Testámos dois modelos: a linha celular de neuroblastoma C-1300 e o tumor sólido derivado de neuroblastoma e, comparativamente, a linha celular de carcinoma embrionário PCC4 e o tumor sólido derivado de teratocarcinoma [14,29] quanto à sua potencialidade para internalizar AFP e SA, tanto *in vitro* como *in vivo*, para fins de diagnóstico.

Material e métodos

Preparações proteicas

A AFP de ratinho foi isolada de um homogeneizado em PBS de fetos de ratinho com 17 dias de idade, tal como descrito anteriormente [30]. A albumina de soro de rato era proveniente da Nordic (Países Baixos) e a ovalbumina da Sigma (EUA). A AFP do ratinho, a SA do rato e a OA foram conjugadas com isotiocianato de fluoresceína (FITC) de acordo com a técnica descrita anteriormente [28]. Foi preparado um conjugado de fluoresceína-lisina (FITC-lys) acoplando 1 ml de L-lisina 0,2 M com 0,4 mg de FITC e utilizado como controlo. Os núcleos foram contra-corados com p-fenilenodiamina [31]. As proteínas (20 pg) foram marcadas com 1 mCi de^{125} J ou^{131} J pelo método da cloramina T [32]. As actividades específicas variaram de 2 a 15 pCi *pg*$^{-}$ ' de proteína.

Cultura celular

As linhas celulares não clonadas C-1300 e PCC4 foram mantidas por rotina em meio Eagle (MEM enriquecido com aminoácidos não essenciais; Seromed, Alemanha Ocidental) com 10% de soro fetal de vitelo (FCS) inactivado a 56°C durante 30 min, penicilina e estreptomicina (100 U/100 pg ml^{-1}). As células foram incubadas a 37°C numa atmosfera humidificada de 5% de CO_2 no ar. O tempo médio de duplicação da população foi de 24 h. A viabilidade celular foi determinada por exclusão do azul de tripano. As culturas foram tripsinizadas antes de atingirem a confluência e repicadas em placas de plástico para cultura de tecidos (35 mm; Falcon) a uma densidade de 7 x 10^4 células por placa em 1,5 ml de meio de crescimento e cultivadas durante 48 h. Após 48 h de incubação, o meio foi removido e as placas incubadas durante 1 h em meio isento de soro para esgotar as células de AFP bovina endógena. Em seguida, foi adicionado 1 ml por placa de meio fresco contendo 100 pg de conjugados de fluoresceína de AFP de ratinho (FITC-AFP), albumina de soro de rato (FITC-SA) ou ovalbumina (FITC-OA). As células foram incubadas neste meio durante 4 h a 37°C. Foram lavadas 3 vezes com PBS estéril antes de serem fixadas em etanol ácido (etanol 70% em PBS, ácido acético 1%) à temperatura ambiente, montadas em tampão fosfato de glicerol 30% 0,05 M pH 7,6 e examinadas com um microscópio equipado com ótica de fluoresceína e epiluminação. Em alternativa, após fixação com álcool ácido, as culturas foram processadas para marcação imunocitoquímica. As placas de controlo que não continham proteínas FITC ou lisina FITC foram tratadas em paralelo.

Imunocitoquímica

A AFP anti-rato foi produzida em coelhos como descrito anteriormente [30]. Os anti-soros de coelho para SA de rato e para ovalbumina (OA) foram obtidos da Nordic (Países Baixos). O kit Vectastain ABC foi adquirido ao Vetor Lab, EUA. Não foi detectada qualquer reatividade cruzada, através de métodos de imunodifusão, entre os anticorpos anti AFP de ratinho ou anti SA de rato e as proteínas do soro de vitelo. As placas experimentais e de controlo foram tratadas com anti-AFP, anti-SA ou anti-OA de coelho (1/200 v/v) durante 45 minutos à temperatura ambiente e depois processadas pela técnica de imunoperoxidase ABC [6,33,34].

Tumores

Os ratinhos A/J machos e os ratinhos 129 SV machos, com um peso de 20 a 25 g, foram inoculados s.c. na região escapular com 0,5 ml de uma suspensão contendo 10^6 células tumorais viáveis. Todos os animais foram examinados diariamente para detetar o aparecimento de tumores palpáveis. Os ratinhos injectados tanto com células de neuroblastoma como com células de carcinoma embrionário PCC4 desenvolveram tumores de neuroblastoma e de teratocarcinoma, respetivamente, no prazo de 15-20 dias após a injeção. Quando os tumores mediam 9 mm de diâmetro, foram injectados i.p. 3 pg de^{125} J-SA ou^{125} J-AFP ou^{125} J 0A. Três a quatro dias após a injeção, os ratinhos foram anestesiados com éter e perfundidos a 37°C através do ventrículo esquerdo com 50-60 ml de tampão K-fosfato 10 mM, NaC1 150 mM e EDTA 1 mM, pH 7,4. A perfusão foi efectuada com uma bomba peristáltica após secção da veia jugular antes do início da perfusão. O tumor e as alíquotas de outros tecidos sólidos normais (baço, pulmão, cérebro, coração e fígado) foram rapidamente dissecados, lavados em PBS, pesados e medidos quanto à radioatividade num contador Y. Os fragmentos de todos os órgãos foram fixados durante 3 dias em etanol/ácido acético frio (98/2; v/v) ou no fixador de Bouin, embebidos em parafina e seccionados a 3-4 horas para observação com hematoxilina-eosina ou autoradiografia. As amostras de sangue, fígado e tumor foram homogeneizadas com PBS (1/2; p/v) e precipitadas com ácido tricloracético (TCA, concentração final de 10%). Os valores de concentração em nCi g^{-1} de tecido foram estimados e os rácios tumor/fígado foram calculados dividindo os valores de nCi g^{-1} no tumor pelos valores no fígado. Para uma comparação da distribuição de^{125} J-AFP,^{125} J-SA e^{125} J-0A em ratinhos, os índices de especificidade foram obtidos dividindo os valores individuais de nCi g^{-1} para AFP ou SA pelos valores obtidos para OA.

A fim de testar a possibilidade de localização tumoral da AFP radiomarcada através de um sistema externo de fotocâmara, os ratinhos foram injectados i.p. com^{131} J-AFP (20-40 pCi, ou seja, 0,5-1,0pg AFP) ou com^{131} J-0A (40 pCi; 4 pg-OA). As imagens foram obtidas 3-6 dias após a injeção com uma câmara Y normalizada ligada a um computador com visualização de dados. Durante o processo de fotodigitalização, os ratinhos foram anestesiados com pentobarbital sódico e imobilizados em posição de decúbito ventral. As contagens foram calculadas em diferentes regiões de interesse, incluindo o corpo total e o tumor.

Resultados - AFP

Morfologia

A maioria das células de neuroblastoma em cultura tinha corpos redondos ou ovóides de 15-30 pm de diâmetro, com um único núcleo de 12-20 pm. Registou-se uma variação no número, comprimento, diâmetro e arborização das células. Foram também observadas grandes células achatadas com diâmetros até 100 pm; estas células pareciam frequentemente ser multinucleadas. Os tumores consistiam em massas de células redondas separadas por pequenas quantidades de substância intercelular. Os núcleos arredondados estavam localizados centralmente, apresentavam um bordo fino de heterocromatina e continham frequentemente vários nucléolos proeminentes. A célula tumoral indiferenciada apresentava tipicamente um rácio nuclear/citoplasmático elevado. As células multinucleadas eram raras. As células PCC4 e os tumores derivados foram descritos anteriormente [29,35]. Foram adicionados conjugados FITC de AFP, SA ou OA conforme descrito acima. Após uma incubação de 4 h a 37°C, foi possível observar fluorescência específica para AFP e SA num grande número de células: a fluorescência parecia ser intracitoplasmática e estendia-se frequentemente aos processos pseudoneuronais. Não se observou qualquer marcação positiva para o OA conjugado com FITC. As culturas de controlo que continham a FITC-lisina também se revelaram negativas. As células positivas para AFP reveladas com anticorpos para AFP são mostradas na Figura 1. Também aqui a incorporação parecia ser intracitoplasmática e estendia-se aos processos celulares. Embora, como indicado acima, tenha sido observada alguma heterogeneidade na morfologia celular, a coloração com AFP foi indistintamente positiva em toda a população. Os núcleos das células eram sistematicamente negativos para a AFP (Figura 1). A mesma localização foi observada em células incubadas com SA e revelada com anticorpos anti-SA. Não foi revelada qualquer coloração significativa em culturas tratadas com OA. Quando não foi adicionada AFP, SA ou OA, as culturas de controlo apresentaram-se totalmente negativas.

Auto-radiografias

O quadro I mostra a distribuição tecidular do 125J-AFP após injeção em animais portadores de tumores. A concentração de radioatividade (valor médio + s.e.) no tumor foi a mais elevada de todos os tecidos sólidos examinados. Os rácios de radioatividade entre o tumor e o fígado foram claramente positivos (valor médio 3,8 + 0,6) e os rácios do teor de AFP do tumor em relação ao cérebro, baço, coração e pulmão confirmaram a acumulação significativa da proteína no tumor. A radioatividade recuperada em precipitados de TCA de homogenatos de tecidos foi, em média, de 72% para as amostras de fígado e de 87 e 93%, respetivamente, para o tumor e o sangue.

A análise de autorradiografias de tumores e de outras secções de tecido sólido normal confirmou a acumulação selectiva de AFP radioiodada no tumor. A localização foi principalmente citoplasmática (Figura 1). Embora se pudessem observar variações quantitativas entre todas as secções de tumores observadas, o rácio quantitativo de coloração entre o tumor e o fígado foi sempre positivo. Algumas áreas, correspondentes a pequenas necroses locais, não foram consideradas.

Imagiologia cintigráfica de ratinhos portadores de teratocarcinoma e neuroblastomas

Quatro ratinhos portadores de tumores, neuroblastoma ou teratocarcinoma, foram injectados com^{125} J-AFP e um com^{131} J-0A. Foram recolhidas cerca de cinquenta mil contagens totais durante 10 a 30 minutos. Nos ratos injectados com^{131} J-AFP, foi possível detetar uma acumulação selectiva de radioatividade através de um scanner fotográfico externo em áreas correspondentes à localização do tumor. Em contrapartida, não foi obtida qualquer imagem do tumor no ratinho injetado com^{131} J-OA. As imagens dos ratinhos injectados com^{131} J-AFP são apresentadas nas Figuras 2 e 3. A localização do tumor é claramente visível.

Debate - AFP

Os resultados aqui apresentados mostram que as células de neuroblastoma C-1300 [36-40], possuem *in vitro,* à semelhança das células PCC4, a capacidade de incorporar AFP exógena, tal como foi previamente descrito para outros sistemas celulares normais e neoplásicos [25,28]. Após enxerto em hospedeiros singénicos, os tumores desenvolvidos mantiveram a propriedade de captação de AFP, tal como os carcinomas mamários do rato previamente estudados [41]. O estudo aqui descrito mostra que a SA de rato, tal como a AFP, é internalizada por células tumorais de neuroblastoma e teratocarcinoma (carcinoma embrionário) *in vitro.* As observações anteriores mostraram que a presença intracelular de SA no sistema nervoso central de animais em desenvolvimento segue o mesmo padrão de localização celular e tecidular que o da AFP [6,42,43]. Assim, utilizámos a AFP e a SA como radiotraçadores para a localização do teratocarcinoma e do neuroblastoma. Morfologicamente, o neuroblastoma de ratinho constitui o homólogo da proliferação neuroepitelial observada no teratocarcinoma de ratinho em diferenciação [14,44]. Nesta fase de diferenciação, a intensidade da coloração para AFP e SA no teratocarcinoma de ratinho é semelhante [7,35]. Não foi possível demonstrar uma captação significativa para a OA, uma proteína de baixo peso molecular (43.000) em comparação com a AFP (73.000).

A grande variabilidade observada nos rácios tumor-fígado individuais de AFP (Quadro I) pode dever-se, pelo menos em parte, ao grau de diferenciação associado à presença de populações celulares heterogéneas em tumores individuais [40]. Trabalhos anteriores realizados com culturas primárias de células cerebrais fetais dissociadas e culturas organotípicas de gânglios da raiz dorsal sensorial demonstraram que a captação de AFP não é apresentada por precursores de células indiferenciadas, mas parece restringir-se a elementos com caraterísticas fenotípicas de neurónios em maturação [25,45]. Trabalhos imunocitoquímicos mostraram que a presença intracelular de AFP e SA durante o desenvolvimento também está associada a um certo grau de diferenciação celular e tecidual [2,7,29]. Nem as células indiferenciadas nem as totalmente diferenciadas incorporam AFP.

Em comparação com os anticorpos monoclonais ou policlonais para antigénios tumorais, a AFP pode ser utilizada com vantagem em experiências de radiotraçamento, uma vez que não se espera que esta proteína isóloga induza reacções de hipersensibilidade. Por outro lado, e contrariamente à SA, os níveis séricos extremamente baixos de AFP em indivíduos adultos devem minimizar os efeitos devidos à competição com a proteína endógena. Este facto faz da AFP um bom candidato a biomarcador tumoral por técnicas de imagiologia. O diagnóstico e a terapêutica dos tumores do SNC, incluindo o neuroblastoma, são sempre objeto de discussão [29,46-48].

IGF-I: objetivo em curso

A alfafetoproteína, a albumina sérica [6], bem como a hormona do crescimento, os factores de crescimento, especialmente o IGF (fator de crescimento semelhante à insulina tipo I e tipo II)[20,21] reaparecem nos tecidos neoplásicos em desenvolvimento, incluindo o cérebro [13,34,49-54]. Estudos comparativos da presença de AFP, IGF-I e IGF-II em células neoplásicas [7,13,55] demonstraram que o IGF-I constitui um alvo essencial para efeitos de testes genéticos e terapêuticos. O IGF-I, à semelhança da AFP, está envolvido no desenvolvimento e diferenciação dos tecidos, especialmente no desenvolvimento do sistema nervoso [56-58] como mediador da hormona do crescimento e do metabolismo da glicose; actua localmente de forma autócrina/parácrina, com um papel predominante em comparação com outros factores de crescimento [9,19,58-62]. De acordo com Baserga [12], o IGF-I é um dos factores de crescimento mais importantes relacionados com a diferenciação normal e neoplásica, e a sua sobreprodução é considerada um fator participante no desenvolvimento do cancro [61,63-65].

O IGF-I reconstitui o primeiro passo da seguinte via de transdução de sinal: IRS/PI3K-PKC/PDK1/AKT-Bcl2/GSK3/GS [66,67]. Os elementos da referida via de transdução relacionada com o IGF-I foram também considerados como alvos para fins de diagnóstico e terapêuticos [58,66,68-77]. A relação entre o IGF-I e as proteínas de ligação ao IGF está a ser introduzida no diagnóstico clínico como um dos indicadores de desenvolvimento pré-canceroso [78]. Além disso, no que diz respeito à relação entre a doença do tumor cerebral e a depressão, verificou-se que níveis séricos elevados de IGF-I estão significativamente associados à depressão [79].

Relativamente ao *gene IGF-1,* uma sobre-expressão deste gene em tecidos maduros é um sinal de processos neoplásicos, especialmente tumores cerebrais [20] (Figuras 4,5,6).

Os testes moleculares podem também ser úteis em malformações congénitas que envolvam o sistema nervoso central (SNC). As malformações primárias andam de mãos dadas com doenças intrínsecas genéticas e o aumento do IGF-I intracitoplasmático está associado a malformações do SNC. A função do IGF-I é paralela à do marcador comummente utilizado, a alfa-fetoproteína (AFP), e o IGF-I torna-se útil no diagnóstico molecular das malformações e tumores neonatais do SNC [18,48,58,80-82]. Estas observações permitiram testar o IGF-I como oncoproteína e marcador genético. O diagnóstico e o tratamento devem estar logicamente relacionados, começando por utilizar o teste do gene IGF-I para o diagnóstico [83-85] e, em seguida, visando o gene IGF-I através de uma terapia especial, como a terapia genética do cancro, especialmente a terapia dos gliomas [20,86-89].

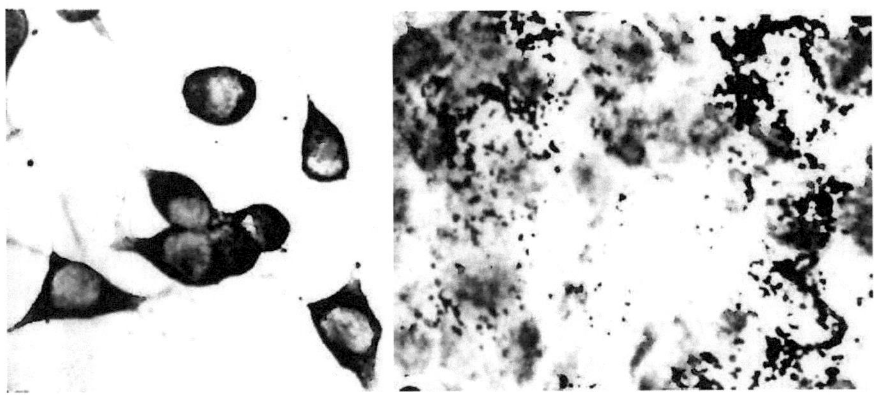

Figura 1 Células de neuroblastoma C-1300. (esquerda) Experiência *in vitro*. Células incubadas a 37°C com FITC-AFP de ratinho (100 pg). Coloração de imunocitoperoxidase utilizando anticorpos anti-AFP. Os núcleos são ligeiramente contra-corados com hematoxilina. (direita) Experiência *in vivo*. Auto-radiografias coradas com hematoxilina: secções de um tumor de neuroblastoma desenvolvido num rato injetado s.c. com células C-1300. O animal foi injetado com^{125} J-AFP (20 pCi) e morto 4 dias depois. As secções (3-6 um de espessura) do tumor montadas em lâminas de vidro e cobertas com emulsão fotográfica Ilford K5 foram examinadas após 3 semanas de repouso a +4°C. (a) Grãos de prata concentrados no citoplasma de elementos dispostos numa estrutura neuroepitelial, semelhante a uma vesícula, constituída por células hipercromáticas que rodeiam uma cavidade (x 400).

Tabela 1. Distribuição de[125] J-AFP 3 a 4 dias após a injeção em animais portadores de tumores de neuroblastoma*

	nCi AFP g-¹ tissue							
Mouse no	*Blood*	*Tumor*	*Liver*	*Brain*	*Spleen*	*Lung*	*Heart*	*Tumor/liver ratio*
1	157	32.2	6.6	0.99	20	21	15	4.8
2	67	9.7	4.5	0.35	9.2	6.3	3.8	2.16
3	44	15.2	8.5				1.4	1.77
4	22.9	10.7	6	0.34			1.1	1.78
5	176	80	14.9		22	22	11.7	5.4
6	160	39.6	17.4	0.5	12.7	2.2	2.9	2.3
7	162	57.4	6.5		17	1.72	5.4	8.7
8	151	43.2	8.1	2.1	22	1.7	7.2	5.3
9	156	39.4	14	0.33	15.7	4.5	6.8	2.8
10	106	51.8	10.5	0.25	19	16.6	7.3	5
11	52	21.7	12		11	2.9	6.3	1.8
Mean values	114	36.4	9.7	0.69	16.5	8.7	6.2	3.8
±s.e.	±17	±3.3	±1.2	±0.25	±1.5	±2.8	±1.2	±0.6
(N)	(11)	(11)	(11)	(7)	(9)	(9)	(11)	(11)

*Os rácios tumor-fígado foram calculados dividindo os valores de nCi no tumor pelos valores no fígado.

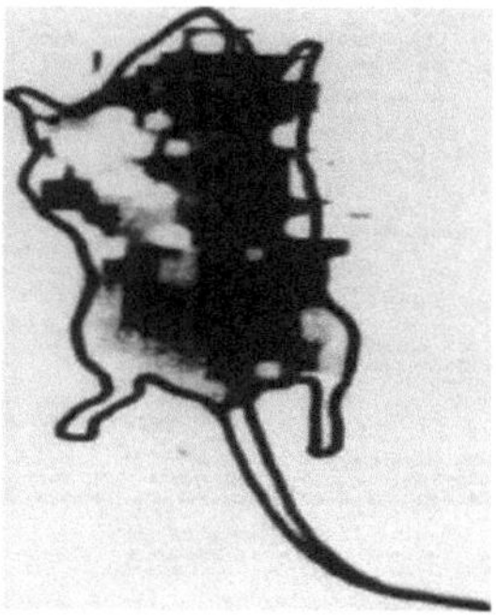

Figura 2. Fotomicrografia externa de um ratinho com um único tumor (grande) de neuroblastoma na parte superior esquerda da região dorsal. O rato foi injetado com[131] J-AFP (30 /Xi) i.p. 4 dias antes da imagiologia do tumor. O contorno do rato foi posicionado sobre o exame. A imagem foi realizada com um computador Informatck Simis 3 e não foi corrigida por subtração de dados. A imagem apresentada é uma cópia a preto e branco de um filme a cores negativo.

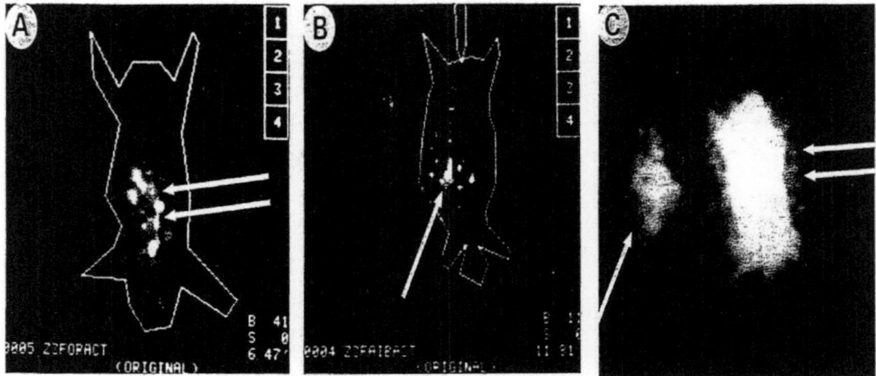

Figura 3. Visualização da captação diferencial de SA e AFP por cintigrafia. Os ratinhos com um único tumor de teratocarcinoma (na parte superior direita da região dorsal) foram injectados com ^{131}J-SA (A) ou ^{131}J-AFP (B), 3 dias antes da imagiologia do tumor. As imagens foram obtidas com uma câmara y standard ligada a um computador com ecrã de dados. O contorno do rato foi posicionado sobre o exame. A posição dos tumores é indicada por setas (seta dupla SA; seta simples AFP). C: Comparação computorizada das imagens fornecidas pelos tumores após a injeção de AFP (seta simples) e SA (seta dupla) corrigidas em função do tempo de exposição da câmara.

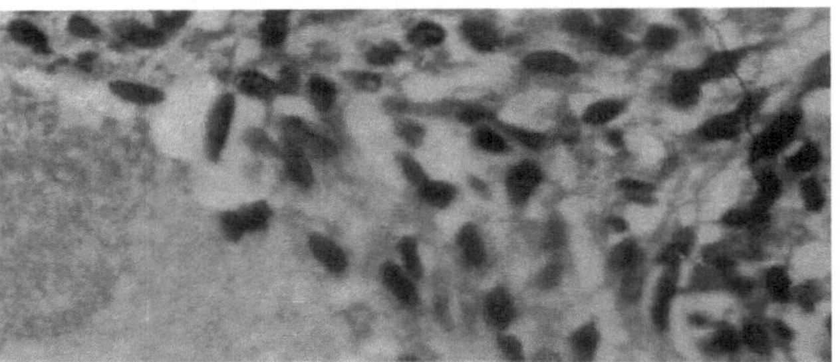

Figura 4. Lâmina histopatológica de tumor sólido de glioma. À esquerda, em baixo: tecido cerebral normal. À direita: proliferação neoplásica de tecido de glioma.

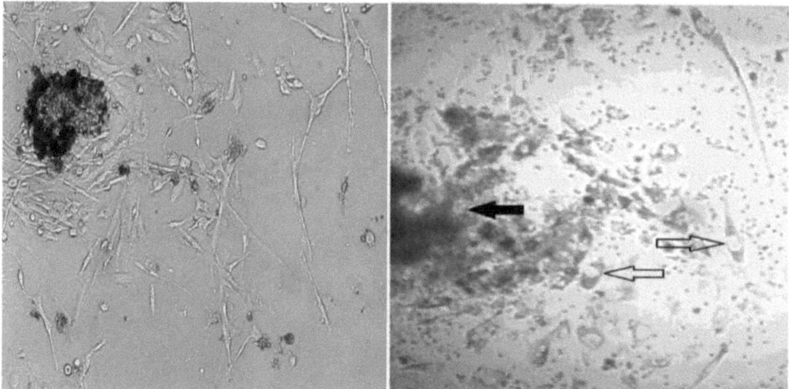

Figura 5. (esquerda) Sexto dia de cultura estabelecido a partir de biópsia de glioblastoma humano. (direita) Marcação *in vitro* do biomarcador IGF-1 em cultura de células de glioma. Note-se a proliferação de células (setas vazias) a partir do tecido compacto da biopsia (seta preta). O tecido e as células são corados para IGF-1 utilizando anticorpos anti IGF-1 aplicados na técnica de imunoperoxidase: notar o citoplasma escuro. (x200)

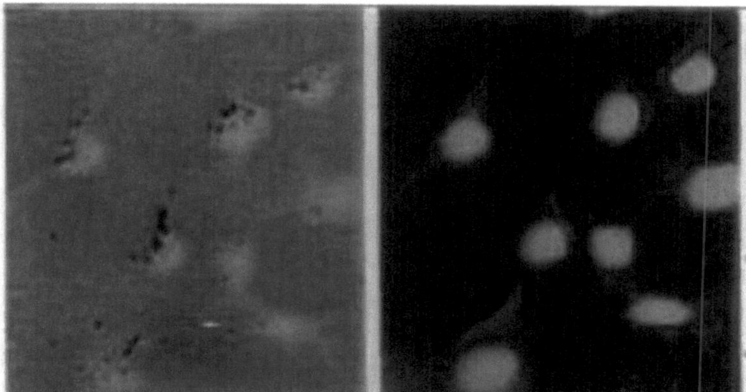

Figura 6. Cultura de células de glioma C6. À esquerda: hibridação in situ do ARNm do IGF-I utilizando uma sonda molecular de ARN anti-sentido do IGF-I. À direita: coloração de imunofuorescência da mesma área utilizando anticorpos anti IGF-I - FITC. (400)

Referências

1. Abelev G. I. Produção de a-globulina sérica embrionária por hepatomas. Revisão de dados experimentais e clínicos. Cancer Res. 1968;28:1344-50.

2. Trojan J, Uriel J. Immunocytochemical localisation of alpha fetoprotein (AFP) and serumalbumin (Alb) in ecto-, mesa- and endodermal tissue derivatives of the developing rat. Oncodevel. Biol. Med. 1982;3:12-22.

3. Dziadek M, Adamson E. Localization and synthesis of alpha-foetoprotein in post-implantation mouse embryos. J Embryol Exp Morphol. 1973;43:289-313.

4. Gitlin D, Boesman M. Proteínas séricas específicas do feto em vários mamíferos e sua relação com a a-fetoproteína humana. Comp. Biochem. Physiol. 1967;21:327-36.

5. Benno RH, Williams TH. Evidence for intracellular localization of AFP in the developing rat brain. Brain Res. 1978;142:182-6.

6. Trojan J, Uriel J. Localisation intracellulaire of l'AFP et de la serum albumine dans le système nerveux central du rat au cours du developpement foetal et postnatal. C R Acad Sci. 1979;289:1157-60.

7. Trojan J, Naval X, Johnson T, et al. Expressão de albumina sérica e de alfa-fetoproteína em estruturas embrionárias primitivas normais e neoplásicas de teratocarcinoma murino. Molec Reprod Dev. 1995;42 (4); 369-78.

8. Daughaday WH, Hall K, Raben MS, et al. Somatomedin: proposed designation for sulphation fator. Nature. 1972;235:107.

9. Froesch E R, Schmid C, Schwander J, Zapf J. Actions of insulin-like growth factors. Annu Rev Physiol. 1985;47;443-67.

10. Han V K M, Hill D J. The Insulin-like growth factors: Structure and biological functions. Ed. P N Shofield, Oxford University Press, Oxford, Inglaterra, 1992, pp 178-219

11. Baserga R, Sell C, Porcu P, Rubini M. O papel do recetor IGF-I no crescimento e transformação de células de mamíferos. Cell Prolif. 1994;27:63-71.

12. Baserga R. Oncogenes e a estratégia dos factores de crescimento. Cell. 1994;79: 927-930.

13. Trojan J, Blossey BK, Johnson T, et al. Perda de tumorogenicidade do glioblastoma de rato dirigida pela transcrição do cDNA antisense do fator de crescimento semelhante à insulina I baseada em epissomas.

Proc Natl Acad Sci USA. 1992:89(11):4874-8.

14. Trojan J, Johnson TR, Rudin SD, et al. Gene therapy of murine teratocarcinoma: Separate functions for insulin-like growth factors I and II in immunogenicity and differentiation. Proc Natl Acad Sci USA. 1994;6088-92.

15. Sturm M A, Conover CA, Pham H, Rosenfeld RG. Insulin like growth fator receptors and binding proteins in rat neuroblastoma. Endocrinol. 1989;124, 388-96.

16. Werther GA, Abate M, Hogg A, et al. Localisation of Insulin like growth fator mRNA in rat brain by in situ hybridization - relation to IGF-I rceceptorMol. Endocrinol. 1990; 4: 773-8.

17. Antoniades HN, Galanopoulis T, Nevile-Golden J, Maxwell M. Expression of insulin like growth fator I and II and their recetor mRNAs in primary human astrocytomas and meningiomas: In vivo studies using in situ hybridization and immunocytochemistry. Int J Cancer. 1992;50: 215-22.

18. Zumkeller W, Westphal M. O sistema IGF/IGFBP na malignidade do SNC. Mol Pathol. 2001:54; 227-9.

19. Baserga R. The insulin-like growth fator-I recetor as a target for cancer therapy. Expert Opin Ther Targets. 2005:9;753-68.

20. Trojan J, Johnson T, Rudin S, et al. Ilan Ju., Tykocinski M. e Ilan J. Treatment and prevention of rat glioblastoma by immugenic C6 cells expressing antisense insulin-like growth fator I RNA. Science. 1994;259:94-7.

21. Casper JT, Borella L, Sen L. Reatividade do antissoro de cérebro humano com células de neuroblastoma e não reatividade com timócitos e linfoblastos. Cancer Res. 1977; 37: 1750-8.

22. Kennet RH, Gilbert F. Mielomas híbridos que produzem anticorpos contra um antigénio de neuroblastoma himano presente no cérebro fetal. Science.1979; 203:1120-7.

23. Trojan J, Uriel J. Immunocytochemical localization of alphafoetoprotein in the developing rat brain. Oncodev Biol Med. 1980;1:107-11.

24. Uriel J, Trojan J, Dubouch P, Pineiro A. Intracellular alphafoetoprotein and albumin in the developing nervous system of the baboon. Pathol Biol. 1982; 30:79-83.

25. Uriel J, Faivre-Baumann A, Trojan J, Foiret D. Immunocytochemical demonstration of alphafoetoprotein uptake by primary cultures of foetal hemisphere cells from mouse brain. Neurosci Lett. 1981;27:171-5.

26. Pineiro A, Calvo M, Iguaz F, et al. Caracterização, origem e evolução da alfa-fetoproteína e da albumina no cérebro pós-natal do rato. Int J Biochem. 1982;14; 817-26.

27. Ali M, Mujook K, Sahib MK. Synthesis and secretion of alpha-fetoprotein and albumin by newborn rat brain cells in culture (Síntese e secreção de alfa-fetoproteína e albumina por células cerebrais de ratos recém-nascidos em cultura). Dev Brain Res.1983;6:47-55.

28. Uriel J, Poupon MF, Geuskens M. Alphafoetoprotein uptake by cloned cell lines derived from a nickel-induced rat rhabdomyosarcoma. Br J Cancer.1983;48:261-9.

29. Castillo T, Trojan A, Noguera MC, et al. Experiência epistemiológica na elaboração de tecnologia de biologia molecular para terapia imunogénica (em espanhol). Rev Cien, 2 (25); 2016, doi: 10.14483/udistrital.jour.RC.2016.25.a6

30. Hassoux R, Berges J, Uriel J. (1977). Cromatografia de afinidade da alfa-fetoproteína de ratinho (AFP) em absorventes de estradiol-sefarose. J Steroid Biochem.1977;8:127- 35.

31. Oriol R, Cooper JE, Davies DR, Kelling PWN. Antigénios ABH no endotélio vascular e em alguns tecidos epiteliais de babuínos. Lab Invest. 1983;50: 514-9.

32. Hunter WM. In: Weir 'Experimental Immunology', Ed. Blackwell-Oxford, 1978; Vol 1, p. 239.

33. Hsu SM, Raine L, Fanger H. Utilização do complexo Avidin-Biotin-Peroxydase (ABC) em técnicas de imunoperoxidase. J. Histochem Cytochem.1981; 29:577-86.

34. Trojan J, Pan YX, Wei MX, et al. Metodologia para terapia anti - gene anti - IGF-I de tumores malignos. Chemother Res Pract. doi:10.1155/2012/721873; 2012

35. Trojan J, Uriel J, Gaillard JA. Localisation de alphafoetoproteine dans les derives neuro-epitheliaux des teratocarcinomes de la souris. Ann Pathol.1983,3:137-45.

36. Schubert D, Humphreys S, Baroni C, Cohn M. Diferenciação in vitro de um neuroblastoma de rato. Biochem. 1969;64:316-23.

37. Zagon IS, Schengrud CL. Propriedades neuronais e não-neuronais das células de neuroblastoma. Exp Cell Res.1978;114:159-67.

38. Biedler JL, Roffler-Tarlov S, Schahner M, Freedman LS. (1978). Síntese de neurotransmissores múltiplos por linhas celulares e clones de neuroblastoma humano. Cancer Res.1978;38:3751-8.

39. Pons G, O'Dea RF, Mirkin BL. Biological characterization of the C1300 murine neuroblastoma: an in vivo neural crest tumor model. Cancer Res.1982; 42: 3719-26.

40. Bernal S, Thompson RA, Gilbert F, Baylin S. Caraterísticas de crescimento in vitro e in vivo de duas populações celulares diferentes numa linha estabelecida de neuroblastoma humano. Cancer Res. 1983;43:125-64.

41. Uriel J, Villacampa MJ, Moro R, et al. Uptake of radiolabeled alphafetoprotein by mouse mammary carcinomas and usefulness in tumor scientigraphy. Cancer Res. 1984;44:5314-9.

42. Mollgard K, Jacobsen M, Jacobsen GK, et al. CLAUSEN, P.P., SAUNDERS, N.R. (1979). Immunohistochemical evidence for an intracellular localization of plasma proteins in human foetal choeroid plexus and brain. Neurosci Lett. 1979;14:85-92.

43. Toran-Allerand CD. Coexistência de imunorreactividade de afoetoproteína, albumina e transferrina em neurónios do cérebro de rato em desenvolvimento. Nature.1980;286:733-8.

44. Gaillard J, Caillaud JM, Maunoury R, Ohayon H, Trojan J. Expression du neuroectoblaste dans le teratocarcinome et le teratome de la souris. Bull Institut Pasteur. 1984;82:335-85.

45. Hajeri-Germond M, Trojan J, Uriel J, Hauw JJ. Captação in vitro de alfa-fetoproteína exógena pelos gânglios da raiz dorsal da galinha. Dev Neurosci. 1984;6:111-7.

46. Benedetti E, Galzio R, D'Angelo B, Ceru MP, Cimini A. PPARs em tumores neuroepiteliais humanos: Ligandos PPAR como terapias anticancerígenas para os tumores neuroepiteliais humanos mais comuns. PPAR Res. 2010;401-27. doi: 10.1155/2010/427401

47. Lichtor T. Evolução da biologia molecular dos tumores cerebrais e implicações terapêuticas. Ed. InTech, Viena, Riyeka, 2013

48. Love S, Arie Perry A, Ironside J, Budka H. Greenfield's Neuropathology, 9th ed, CRC Press, NY, 2015

49. Sandberg AC, Engberg C, Lake M, von Holst H, Sara VR. A expressão dos genes do fator de crescimento semelhante à insulina I e do fator de crescimento semelhante à insulina II no cérebro humano fetal e adulto e no glioma. Neurosci Lett 1988; 93(1): 114-119. doi: 10.1016/0304-3940(88)90022-5.

50. Kiess W, Lee L, Graham DE, Greenstein L, Tseng LYH, *et al.* As células gliais C6 do rato sintetizam o fator de crescimento semelhante à insulina I (IGF-I) e expressam receptores IGF-I e receptores IGF-II/manose 6-fosfato. Endocrinol 1989; 124(4): 1727-1736. doi: 10.1210/endo-124-4-1727.

51. Trojan J, Uriel J. Localisation of alphafeprotein (AFP) in murine teratocarcinoma. Biomedicina 1981; 34(3): 140-146.

52. Guha A e Mukherjee J. Advances in the biology of astrocytomas (Avanços na biologia dos astrocitomas). Curr Opin Neurol 2004; 17(6): 655-662. doi: 10.1097/00019052-200412000-00004.

53. Ohgaki H, Dessen P, Jourde B, Horstmann S, Nishikawa T, *et al.* Genetic pathways to glioblastoma: A population-based study. Cancer Res 2004; 64(19): 6892-6899. doi: 10.1158/0008-5472.CAN-04-1337.

54. Wrensch M, Rice T, Miike R, McMillan A, Lamborn KR, *et al.* Diagnóstico, tratamento e factores demográficos que influenciam a sobrevivência num estudo de base populacional de doentes adultos com glioma na área da Baía de São Francisco. Neuro Oncol 2006; 8(1): 12-26. doi: 10.1215/S1522851705000268

55. Hajeri-Germond M, Naval J, Trojan J. The uptake of alpha-foetoprotein by C-1300 mouse neuroblastoma cells. Br J Cancer 1985; 51: 791-797. doi: 10.1038/bjc.1985.123.

56. Trojan J, Uriel J, Deugnier MA, Gaillard J. Estudo quantitativo imunocitoquímico da alfa-fetoproteína no desenvolvimento neural normal e neoplásico. Dev Neurosci 1984; 6(4-5): 251-259. doi: 10.1159/000112352.

57. Ostos H, Astaiza G, Garcia F, Bautista M, Rojas F. Disminución de la incidencia de defectos de cierre del tubo neural en el Hospital Universitario de Neiva: posible efecto de la promoción del consumo de ácido fólico (espanhol) [Diminuição da incidência de defeitos de encerramento do tubo neural no Hospital Universitário de Neiva: Possível efeito da promoção do consumo de ácido fólico]. Biomédica 2000; 20(1): 18-24. doi: 10.7705/biomedica.v20i1.1043.

58. Trojan J, Cloix JF, Ardourel MY, Chatel M, Anthony DD. Biologia do fator de crescimento semelhante à insulina tipo I e sua orientação nos gliomas malignos. Neurosci 2007; 145(3): 795-811. doi: 10.1016/j.neuroscience.2007.01.021.

59. Le Roith D, Bondy C, Yakar S, Liu JL, Butler A. A hipótese da somatomedina. Endocr Rev 2011; 22(1): 53-74. doi: 10.1210/edrv.22.1.0419.

60. Le Roith D. O sistema do fator de crescimento semelhante à insulina. Exp Diabesity Res 2003; 4(4): 205-212. doi: 10.1155/EDR.2003.205.

61. Adhami VM, Afaq F e Mukhtar H. Insulin-like growth fator-I axis as a pathway for cancer chemoprevention. Clin Cancer Res 2006; 12(19): 5611-5614. doi: 10.1158/1078-0432.CCR-06-1564.

62. Chen H, Mester T, Raychaudhuri N, et al. O teprotumumab, um anticorpo monoclonal bloqueador do IGF-1R, inibe a ação do TSH e do IGF-1 nos fibrócitos. J Clin Endocrinol Metab 2014; 99(9): E1635-1640. doi: 10.1210/jc.2014-1580.

63. Kooijman R. Regulation of apoptosis by insulin-like growth fator (IGF)-I. Cytokine Growth Fator Rev 2006; 17(4): 305-323. doi: 10.1016/j.cytogfr.2006.02.002.

64. Pollak MN, Schernhammer ES, Hankinson SE. Insulin-like growth factors and neoplasia. Nat Rev Cancer 2004; 4: 505-518. doi:10.1038/nrc1387.

65. Kurmasheva RT, Houghton PJ. IGF-I mediated survival pathways in normal and malignant cells (Vias de sobrevivência mediadas por IGF-I em células normais e malignas). Biochim Biophys Ata 2006; 1766(1): 1-22. doi:10.1016/j.bbcan.2006.05.003.

66. Beckner ME, Gobbel GT, Abounader R, Burovic F, Agostino NR, *et al.* As células de glioma glicolítico com glicogénio sintase ativa são sensíveis ao PTEN e aos inibidores da PI3K e da gluconeogénese. Lab Invest 2005; 85(12): 1457-1470. doi: 10.1038/labinvest.3700355.

67. Vignot S, Faivre S, Aguirre D, Raymond E. Terapia do cancro dirigida ao mTOR com derivados da rapamicina. Ann Oncol 2005; 16(4): 525-537. doi: 10.1093/annonc/mdi113.

68. Schlingensiepen KH, Jaschinski F, Lang SA, Moser C, Gei ssler EK, *et al.* Silenciamento do gene do fator de crescimento transformador beta 2 com trabedersen (AP 12009) no cancro pancreático. Cancer Sci 2011; 102(6): 1193-1200. doi: 10.1111/j.1349-7006.2011.01917.x.

69. Trojan J, Anthony DD. Estratégias anti-sentido na terapia de gliomas. Curr Signal Transduct Ther 2011; 6(3): 411-423. doi: 10.2174/157436211797483895.

70. Patel S, Doble B, Woodgett JR. Glycogen synthase kinase-3 in insulin and Wnt signalling: A double-edged sword? Biochem Soc Trans 2004; 32(5): 803-808. doi: 10.1042/BST0320803.

71. Jiang R, Mircean C, Shmulevich I, Cogdell D, Jia Y, *et al.* Pathway alterations during glioma progression revealed by reverse phase protein lysate arrays. Proteomics 2006; 6(10): 2964-2971. doi: 10.1002/pmic.200500555.

72. Hutterer M, Gunsilius E, Stockhammer G. Molecular therapies for malignant glioma. Wien Med Wochenschr 2006; 156(11): 351-363. doi: 10.1007/s10354-006-0308-3.

73. Sachdev D, Yee D. Disrupting insulin-like growth fator signaling as a potential cancer therapy. Mol Cancer Ther 2007; 6(1): 1-12. doi: 10.1158/1535-7163.MCT-06-0080.

74. Ardourel M, Blin M, Moret JL, Dufour T, Duc HT, *et al.* Um novo alvo putativo para a terapia genética antisense do glioma: Glicogénio sintetase. Cancer Biol Ther 2007; 6(5): 719723. doi: 10.4161/cbt.6.5.4232.

75. Zhou X, Ren Y, Moore L, Mei M, You Y, *et al.* A regulação negativa do miR-21 inibe a via do EGFR e suprime o crescimento de células de glioblastoma humano independentemente do estado do PTEN. Lab Invest 2010; 90: 144-155. doi: 10.1038/labinvest.2009.126.

76. Premkumar DR, Arnold B, Jane EP, Pollack IF. Interação sinérgica entre o 17- AAG e a inibição da fosfatidilinositol 3-quinase em células de glioma maligno humano. Mol Carcinog 2006; 45(1): 47-59. doi: 10.1002/mc.20152.

77. Sanson M, Laigle-Donadey F, Benouaich-Amiel A. Molecular changes in brain tumours: Prognostic and therapeutic impact. Curr Opin Oncol 2006; 18(6): 623-630. doi:

10.1097/01.cco.0000245322.11787.72

78. Trojan J, Briceno I. Terapia genética anti-sentido e de tripla hélice do IGF-I no glioblastoma. In: A. Pantar "Evolução da biologia molecular dos tumores cerebrais e implicações terapêuticas". Ed. InTech, Viena, Riyeka, 2013, cap. 5, pp 149-166.

79. Kopczak A, Stalla GK, Uhr M, Lucae S, Hennings J, *et al.* IGF-I na depressão maior e resposta ao tratamento antidepressivo. Eur Neuropsychopharmacol 2015; 25 (6): doi: 10.1016 / j.euroneuro.2014.12.013.

80. Harding BN, Golden JA. Developmental neuropathology. Internat Soc Neuropathol, Basileia, Suíça 2004

81. Esiri M, Perl D. Oppenheimer's diagnostic neuropathology, 3rd ed, Ed. CRC Press, FL, 2006

82. Glick RP, Lichtor T, Unterman TG. Factores de crescimento semelhantes à insulina em tumores do sistema nervoso central. J Neuro-Oncol. 1997;(35)3:315-25.

83. Johnson TR, Trojan J, Rudin SD, Blossey BK, Ilan J, *et al.* Effects of actinomycin D and cycloheximide on transcript levels of IGF-I, actin, and albumin in hepatocyte primary cultures treated with growth hormone and insulin. Mol Reprod Dev 1991; 30(2): 95-99. doi: 10.1002/mrd.1080300204.

84. Obrepalska-Steplowska A, Kedzia A, Trojan J, Gozdzicka-Jozefiak A. Análise das sequências codificadoras e promotoras do gene IGF-I em crianças com perturbações do crescimento que apresentam níveis normais de hormona do crescimento. J Pediatr Endocrinol Metab 2003; 16(9): 1267-1275.

85. Zumkeller W. IGFs and IGF-binding proteins as diagnostic markers and biological modulators in brain tumors. Expert Rev Mol Diagn 2002; 2(5): 473-477. doi: 10.1586/14737159.2.5.473.

86. Hu B, Niu X, Cheng L, Yang LN, Li Q, *etal.* Descoberta de biomarcadores de cancro a partir de amostras clínicas por microarrays de proteínas. Proteomics Clin Appl 2015; 9(1-2): 98-110. doi: 10.1002/prca.201400094.

87. Ertl DA, Gleiss A, Sagmeister S, Haeusler G. Determinação do intervalo normal para IGF-I, IGFBP-3 e ALS: Novos dados de referência baseados em padrões internos actuais. Wien Med Wochenschr 2014; 164(17-18): 343-352. doi: 10.1007/sl 0354-014-0299-4.

88. Gu F, Schumacher FR, Canzian F, Allen NE, Albanes D, *et al.* Dezoito genes da via do fator de crescimento semelhante à insulina, níveis circulantes de IGF-I e da sua proteína de ligação, e risco de cancro da próstata e da mama. Cancer Epidemiol Biomarkers Prev 2010; 19(11): 2877-2887. doi: 10.1158/1055-9965.EPI-10-0507.

89. Trojan A, Jay LM, Kasprzak H, Anthony DD, Trojan J.Jmmunotherapy of malignant tumors using antisense anti-IGF-I approach: case of glioblastoma. J Cancer Ther., 5: 685-705; 2014

Reconhecimento

O texto deste capítulo baseia-se em artigos publicados: Brit. J. Cancer, 51, 791-797, 1985, e Molec. Reprod. Dev., 42 (4), 369-378, 1995, e BTa (BioTechnologia), 2(61): 182-191; 2003, e Neuroscience, 145(3): 795-811; 2007, e Revista Cien, 2 (25): 2016, doi: 10.144, e Adv Modern Onco Res, 2(4); 2016, doi: 10.18282/amor:v2:i4.58

Capítulo 6

Terapia genética experimental da neoplasia do SNC - alvo IGF-I

A. Trojan[1] , S. J. Bueno[2] , A. Shevelev[3] , M. Bierwagen[4] , P. Kopinski[4] , J.L. Czapiewska[4] , Y.X. Pan[5] ,P. Jarocki[6] , R. Trzos[6] , L. Chyczewski[7] , J . Niklinski[7] , M. X. Wei[8] , A. Ly[9] , D. Mantilla[2] , N.E. Pinto[2] , D.L. Reyes[2] , T. Popiela[6] , T. Castillo[10] , A. Ayala[10] , M. Kalamarides[11] , D. Henin[11] , C. Andres[12] , L.A. Trojan[9] , Y.C. Lone[9] , J.J. Rey[2] , Bricenio ,[13] H. Kasprzak[4] , D. Anthony[5] , J. Ilan[5] , H.T. Duc[9] , J. Trojan , *[29]

* autor correspondente

H. Fac. Medecine, FUJNC University, Bogotá, Colômbia; [2. Fac. Ciências da Saúde], Universidade UNAB e Clínica Foscal, Floridablanca, Colômbia; 3. Laboratório de Engenharia Celular, Instituto de Cardiologia, Universidade de Moscovo, Rússia; 4, Universidade de Moscovo, Rússia; 4. Collegium Medicum, Nicolas Copernic University, Bydgoszcz, Polónia; 5. School of Medecine, CWRU University, Cleveland, OH, EUA; 6. Collegium Medicum, Jagiellonian University, Cracóvia, Polónia; 7. Dept. Clinical Molecular Biology, Medical University of Bialystok, Polónia; 8. Cellvax, Lille, França;[9.] INSERM U.602 e U.1014, Universidade Paris XI, Villejuif, França; 10 F_{ac} Ch i t_{emsr} y FJC Distrital University, Bogotá, Colômbia; 11. INSERM, Hospitais Bichat e RobertDebre, França; 12. INSERM, Hospital Bretonneau, Universidade de Tours, França; 13. Inst. Human Genetics, Universidade PUJ, Bogotá, Colômbia

Introdução

O IGF-I, fator de crescimento semelhante à insulina [1-7], é expresso em muitos tecidos, incluindo o cérebro, estando envolvido no crescimento e na diferenciação dos tecidos e, especialmente, na proliferação de precursores neuronais e gliais [8]. A expressão desregulada do IGF-I está associada à patologia de diferentes doenças tumorais [5,7,9,10]. Os IGF-I e -II são expressos em níveis elevados em alguns tumores derivados do sistema nervoso, por exemplo, astrocitomas e meningiomas [1113]. Em contrapartida, o bloqueio da síntese de IGF-I induz fenómenos apoptóticos e imunogénicos [14].

A nossa abordagem experimental neste estudo centra-se na utilização comparativa do ARN anti-sentido do IGF-I e da tripla hélice ARN-ADN do IGF-I [15,16], presumindo-se que esta última interrompe a transcrição do gene IGF-I e produz fenocópias de uma mutação nula para o IGF-I. A estratégia da tripla hélice [17,18] e a estratégia anti-sentido [19- 21] contornam as limitações inerentes aos estudos funcionais dependentes de células mutantes naturais ou de células artificialmente mutagenizadas [22]. A estratégia anti-sentido - ou seja, a inibição experimental da expressão genética através da introdução de uma fonte de sequências de nucleótidos complementares a um determinado ARNm endógeno - tem sido aplicada com êxito a um número crescente de genes em células de cultura. O crescimento de astrócitos humanos transformados foi inibido pelo antisense do fator básico de crescimento dos fibroblastos [23], e a inibição do antisense da proteína glial S 100 alterou a proliferação celular e a organização do citoesqueleto [24]. No entanto, a abordagem antisense tem sido frequentemente complicada pela inibição incompleta da expressão genética [25] . A inibição ineficaz da expressão genética mediada por ARN anti-sentido é provavelmente uma consequência de níveis insuficientes de ARN anti-sentido e da supressão inadequada do produto proteico codificado devido a vectores de integração.

Aplicámos a estratégia anti-sentido utilizando um vetor epissomal auto-amplificante que se replica extra-cromossomicamente até atingir números de cópias elevados [26] . Demonstrou-se que este vetor pode ser utilizado em clones de células T humanas para uma inibição eficaz (>95%) da molécula de superfície dos linfócitos T CD8 [27]. A utilidade dos vectores de expressão baseados em epissomas para a inibição eficaz da expressão de ARN celular foi subsequentemente confirmada por outros, por exemplo, N-myc em linhas celulares neuroectodérmicas humanas primitivas [28]. Foi anteriormente referido [12,29] que a linha celular de glioma de rato C6 exprime níveis elevados de IGF-I. A expressão de IGF-I é reforçada nestas células tumorais quando são cultivadas em meio sem soro. Foi demonstrado que os transfectantes de IGF-I que expressam ARN anti-sentido para IGF-I provocam uma resposta imunitária anti-tumoral curativa com regressão tumoral em locais distantes dos locais de injeção dos transfectantes [10,15]. Mostrámos que as células de glioma de rato C6 expressavam antigénios MHC-I [30,31] e B7 [32-34] quando transfectadas com vectores que produzem ARN anti-sentido de IGF-I ou que induzem ARN-DNA de tripla hélice de IGF-I [35,36]. Além disso, as células perderam a tumorigenicidade e foram capazes de induzir uma resposta imunitária mediada por células T em animais singénicos, tanto contra elas próprias como contra as células parentais tumorigénicas não transfectadas [6,10]. Utilizando as abordagens anti-sentido e de tripla hélice do IGF-I, demonstrámos recentemente que

células C6 transfectadas tornam-se pró-apoptóticas [36]. Um dos objectivos da presente experiência foi determinar, no modelo singénico de glioma de rato Lewis/CNS-1 e, paralelamente, no modelo singénico de teratocarcinoma de ratinho 129 SV/PCC-4 (que contém derivados neurogliais), se o bloqueio da síntese de IGF-I por tripla hélice altera ou não o fenótipo das células CNS-1 e PCC-4 transfectadas. Além disso, procurámos determinar se a alteração da imunogenicidade é acompanhada de apoptose nestes sistemas modelo e se a expressão de ambos os antigénios, MHC-1 e B7, nas células transfectadas utilizadas para injeção é necessária para parar o crescimento dos tumores murinos estabelecidos. A experiência aqui descrita, utilizando um glioma de rato e modelos singénicos de teratocarcinoma de rato, permitiu-nos preparar uma "vacina" humana para um ensaio clínico de fase 1.

Material e métodos

Cultura celular

Foram utilizadas para as experiências a linha celular CNS-1 do rato e a linha celular PCC-4 do rato. A linha celular CNS-1 foi oferecida pela Dartmouth Medical School, Hanover, NH, EUA (Dr. W. Hickey), e depois cultivada no laboratório do INSERM, Hospital Salpetrier, Paris (Dr. M. Sanson). A linha celular PCC-4 foi fornecida pelo

Institut Pasteur, Paris (Dr. J.F. Nicolas). As células de neuroblastoma B104 de controlo foram fornecidas pela School of Medecine, CWRU University, Cleveland, OH, EUA. As linhas celulares foram cultivadas) e depois subclonadas. As células foram cultivadas em DMEM (GIBCO-BRL) suplementado com 10% de FCS, 2 mM de glutamina, 100 U/ml de penicilina e 100 microg/ml de estreptomicina, a 37°C e 5% de CO2. A higromicina B (Boehringer Mannheim) a uma concentração de 0,05 mg/ml foi adicionada 48 horas após a transfecção para selecionar as células transfectadas. Após uma semana, a concentração de higromicina B foi alterada para 0,15 mg/ml e mantida com cada mudança de meio fresco durante os 3-4 meses seguintes.

As culturas de células primárias de glioma humano foram derivadas de tumores de 5 doentes com glioblastoma multiforme durante a ressecção cirúrgica no Hospital Universitário de Bydgoszcz, Polónia. As linhas celulares foram estabelecidas de acordo com a técnica descrita anteriormente [36-39].

Plasmídeos

O vetor pMT-EP [6,26] foi preparado na Faculdade de Medicina da Case Western Reserve University (Figura 1). A tecnologia "anti-sentido" e de "tripla hélice" do IGF-I foi utilizada para construir plasmídeos baseados em epissomas que expressam o ARN anti-sentido do IGF-I, pMT-Anti IGF-I [26], ou o vetor de indução da tripla hélice do IGF-I, pMT-AG TH [15]. O pMT-EP está sob o controlo do promotor indutível da metalotioneína, MT-I. A casette contém a ori-gina de replicação do vírus Epstein-Barr e o gene que codifica o antigénio nuclear I que, em conjunto, conduzem à replicação extracromossómica. A jusante do local de inserção encontra-se um sinal de terminação poli A seguido dos genes de resistência à higromicina B e à ampilicina. No pMT-AG tripla hélice, a cassete consiste num fragmento de ADN de 23 pb clonado no vetor pMT-EP, que transcreve uma terceira cadeia de ARN formando uma estrutura de tripla hélice na região alvo do gene IGF-I humano, entre os seus locais de início da transcrição e da tradução. O vetor pMT-EP contendo cDNA que expressa o ARN anti-sentido do IGF-II como inserção foi utilizado em experiências de controlo [6]. Em paralelo com o vetor pMT-EP, foram preparados os vectores que expressam MHC-I e B7, bem como os vectores "anti-sentido" de MHC-I e B7 [36].

Transfecção

As células, 60-80% confluentes, foram transfectadas em placas de 6 poços numa proporção de 1 ug de plasmídeo por 3-4 x 10^5 células. O Reagente de Transfecção FuGENE 6 (Boehringer Mannheim) foi utilizado de acordo com as instruções do fornecedor (3 pl de Reagente por 1 ug de ADN). Para determinar a eficiência da transfecção, o processo foi efectuado utilizando a construção pMT-EP contendo lac-Z como gene repórter. As culturas de células foram lavadas em PBS e incubadas a 37°C na presença da solução de coloração que continha 5mM $K_3 Fe(CN)_6$, 2mM $MgCl_2$, 0,8mg/ml X-gal feita em PBS. A higromicina B (Boehringer Mannheim) a uma concentração de 0,05 mg/ml foi adicionada 48 horas após a transfecção para selecionar as células transfectadas. Após uma semana, a concentração de higromicina B foi alterada para 0,10 mg/ml e mantida com cada mudança de meio fresco durante os 3-4 meses seguintes. As células parentais, não transfectadas e transfectadas foram verificadas quanto à presença de IGF-I utilizando anticorpos para IGF-I pela técnica da imu-noperoxidase.

Coloração imunocitoquímica

A localização do IGF-I e de outros antigénios foi feita através da técnica de imunofluorescência [6,10] (Figura 2). As células foram fixadas em metanol a 4%. Os anticorpos para MHC-I de ratazana (OX-18) (de Valbiotech, Paris, França) e os anticorpos para MHC-I de ratazana (5 F1.3, anti Kb; de ATCC, Bethesda, MD, EUA) deram a mesma coloração. Para corar B-7, foi utilizada uma proteína de fusão CTLA4-Ig (Bristol Myers Squib, Seattle, WA, EUA) [35].

Mancha do Norte

O conteúdo de ARN anti-sentido de IGF-I foi determinado em culturas de células 50% confluentes. As células foram privadas de soro e cultivadas durante a noite em DMEM contendo 0,1% de BSA; foi então adicionado 60 μM $ZnSO_4$ (Sigma) durante 5 horas para induzir o promotor MTI. As células foram então preparadas para Northern blot como descrito anteriormente [37]. A marcação do cDNA de IGF-I humano e de rato e do cDNA de beta actina de galinha e as hibridizações foram efectuadas de acordo com Maniatis e com os procedimentos previamente descritos [37]; o cDNA de IGF-I humano de 770 pb e o cDNA de IGF-I de rato de 500 pb utilizados como sondas foram uma oferta de J. Ilan (CWRU) (Figura 3).

Histologia

Os ratos Lewis machos, com 7 semanas de idade, foram fornecidos pelo CERJ, Lyon, França, e os ratinhos 129 SV machos, com 6 semanas de idade, foram fornecidos pelo Institut Pasteur, Paris. Os animais foram inoculados por via subcutânea com 5 mln de células CNS-1 clonadas e células PCC-4, respetivamente, que exprimem IGF-I. Os tumores removidos foram fixados em para-formaldeído a 4% e secções embebidas em parafina foram coradas para IGF-I pela técnica de imunoperoxidase (kit Vectastain ABC, Vetor Laboratories, Burlingame, CA, EUA) utilizando anticorpos policlonais para IGF-I (Valbiotech, Paris, França).

Análise citométrica de fluxo

As células foram lavadas em PBS e incubadas (30 min., 4^0 C) com quantidades saturadas de anticorpos monoclonais, marcando os antigénios MHC-I (HLA ABC), MHC-II, CD80 e CD86 de rato ou humano (Becton Dickinson Pharmingen, imunocoloração direta). As células fixadas em paraformaldeído foram recolhidas (10 000 eventos por amostra) no citómetro FACScan BD. Os dados foram apresentados como percentagem de células positivas. As células de glioma humano ou de rato examinadas por citometria de fluxo foram testadas em dois grupos paralelos de amostras: um grupo de células não irradiadas; outro grupo após irradiação com^{60} Co, 5000 rads.

Microscopia eletrónica

As células foram fixadas em glutaraldeído a 1% e formaldeído a 4% em tampão fosfato 0,1 M, pH 7,2. As células fixadas foram depois lavadas em tampão fosfato 0,1 M (3x), seguindo-se uma pós-fixação em tampão fosfato 1% OsO_4 . Após lavagem em água destilada durante 20 minutos, as células foram coradas com acetato de uranilo a 2% durante 40 minutos a 60°C. Em seguida, foram lavadas em água destilada (3x), desidratadas numa concentração progressiva de etanol e óxido de propileno a 100% e incluídas em resina Epon. Foram cortadas secções de 80 nm, colocadas em grelhas de cobre de 200 mesh e contrastadas com citrato de chumbo e acetato de uranilo. As fotomicrografias foram obtidas com um microscópio eletrónico Philips EM-2000 a 80 kV.

Experiência in vivo

Para a determinação da tumorigenicidade, foram injectados subcutaneamente 5 milhões de células CNS-1 de rato em ratos Lewis. Paralelamente, foram injectados por via subcutânea em ratos 129 SV 5 mln de células embrionárias de carcinoma PCC-4 de rato, que dão origem a teratocarcinoma com derivados de tecido neuroglial. Os animais foram divididos em grupos de oito. Os grupos experimentais foram injectados com: a) células parentais; b) células transfectadas com IGF-I "triple-helix" que exprimem MHC-I; c) células transfectadas com IGF-I "triple-helix" que exprimem as moléculas MHC-I e B-7.

Resultados

A linha parental de glioma de rato CNS-1 e a linha de rato PCC-4 foram subclonadas utilizando cilindros de clonagem. As linhas celulares subclonadas que expressam IGF-I foram utilizadas para transfecção *in vitro* e para experiências de injeção *in vivo*. O IGF-I endógeno foi diminuído quando as células CNS-1 e PCC-4 foram transfectadas de forma estável com o vetor IGF-I "anti-sentido" ou "tripla hélice" e cultivadas na presença de Zn^{2+} , a fim de ativar o promotor MT-I. As células transfectadas examinadas por análise de northern blot mostram o ARN do IGF-I na orientação "antisense" (Figura 3). O ARN das células não transfectadas está distribuído por bandas de 7,5 kb e 1,0 kb correspondentes às diferentes fases de processamento do ARN endógeno do IGF-I (pista a). O ARN das células transfectadas com pMT-Anti IGF-I apresenta apenas uma banda abun-dante de 1. 0 kb (pista b). Como esperado, o ARN das células transfectadas com a tripla hélice pMT-AG não apresenta qualquer banda quando o cADN do IGF-I de rato é utilizado como sonda (pista c). O controlo interno para esta experiência foram as bandas de beta actina.

As células IGF-I "tripla hélice" ou "anti-sentido" registaram uma regulação positiva da expressão das moléculas MHC-I e B-7, medida por citometria de fluxo e coloração imunocitoquímica (Figura 4 A, B). A transfecção com o "vetor vazio" pMT- EP ou com o vetor que exprime o ARN anti-sentido do IGF-II [6] em vez do ARN anti-sentido do IGF-I não produziu qualquer aumento das moléculas MHC-I ou B-7. As culturas transfectadas foram coradas positivamente para os antigénios MHC-I e B-7 (em 60% das linhas clonadas), ou para MHC-I (apenas em 40% das linhas clonadas). Os dados mostram que a transfecção com os vectores de hélice tripla pMT-Anti IGF-I e pMT-AG induziu um aumento significativo da expressão de MHC-I e B-7 (Quadro 1). As células "tripla hélice" de rato e humanas, em comparação com as células "anti-sentido", apresentaram uma expressão ligeiramente superior de MHC-I ou B7: ou seja, a transfecção de glioma de rato com o vetor de tripla hélice pMT-Anti IGF-I ou pMT-AG induziu aumentos médios de 12,5% e 14,5% na expressão de MHC-I, respetivamente.

As alterações morfológicas induzidas pela apoptose nas células transfectadas com pMT-Anti-IGF-I e pMT- AG triple-helix foram detectadas por microscopia eletrónica (Figura 5 A, B, C, D). As alterações apoptóticas ocorreram dentro de 5-6 horas após a incubação de células transfectadas com IGF-I "tripla hélice" ou "anti-sentido" na presença de 55-60 mM ZnSO4. A apoptose foi também analisada na população de células em cultura utilizando as colorações de May-Grunwald-Giemsa e Hematoxilina/Eosina. A apoptose foi detectada em aproximadamente 70% das células transfectadas com IGF-I antisense e tripla hélice. Em contraste, a evidência de apoptose foi observada apenas em 3-5% das células não transfectadas. Estes resultados, confirmados em três experiências separadas, estão de acordo com as imagens de micrografias electrónicas de células transfectadas com IGF-I "antisense" e "triple-helix". Quando 5 mln de células do SNC foram injectadas por via subcutânea em ratos Lewis, foi observado um tumor em 6-10 dias. Em contrapartida, não foram observados tumores em animais injectados por via subcutânea com 5 x 10^6 células CNS-1 estáveis transfectadas com o vetor IGF-I "tripla hélice" e expressando MHC-I ou ambos

MHC-I e B-7. Todos estes oito ratos permaneceram livres de tumores durante 8-10 meses. A eficiência da abordagem de tripla hélice para suprimir tumores estabelecidos de glioma de rato CNS-1 foi de 80% utilizando as células transfectadas que expressam tanto MHC-I como B-7, e 30% utilizando as células transfectadas que expressam apenas MHC-I. Foram obtidos resultados semelhantes com células PCC-4 de ratinho (Quadro 2 e Figura 6).

As culturas de células de glioma humano estabelecidas a partir de cinco cancros de glioblastoma multiforme demonstraram caraterísticas morfológicas semelhantes às descritas anteriormente [36]. Cada linha celular foi subclonada para obter clones IGF-I positivos (a percentagem de células IGF-I positivas nas linhas celulares humanas variou entre 50 e 70%). A análise do ARN das células de glioma humano quatro semanas após a transfecção foi descrita anteriormente [36].

Discussão

Estes dados demonstram que, em células de glioma de rato CNS-1 transfectadas com IGF-I "antisense" e "tripla hélice", em células de carcinoma embrionário de rato PCC-4 e em células primárias de glioma humano, ocorrem alterações nas propriedades imunogénicas e apoptose. Estas propriedades foram utilizadas para a seleção de células de glioma humano que foram utilizadas na terapia com o imunogénio de tripla hélice IGF-I.

Nas estratégias de hélice tripla, os oligonucleótidos são direcionados para o ADN de cadeia dupla que contém sequências de polipurina-polipirimidina que formam facilmente hélices triplas. Os resultados da estratégia de tripla hélice apresentados neste estudo mostram que uma cadeia de ARN contendo uma sequência de oligopu-rina de 23 nucleótidos (nt) [15,17,38] pode ser capaz de formar estruturas de tripla hélice com uma sequência de oligopurina-oligopirimidina do gene IGF-I, bem como em culturas de glioma C6 de rato [15], em glioma CNS-1 de rato e em células PCC-4 de rato. Embora não possamos excluir outros mecanismos [15], a formação da tripla hélice continua a ser a possibilidade mais plausível para a inibição da expressão do gene IGF-I. A supressão do nível de ARN do IGF-I (Figura 3) é acompanhada por uma redução do IGF-I celular. Isto sugere que a cadeia de ARN, que forma a tripla hélice, inibiu a transcrição do gene nas células do glioma.

A indução da estrutura de formação de tripla hélice do IGF-I, à semelhança da abordagem anti-sentido do IGF-I, foi seguida de uma expressão reforçada de MHC-I e B-7 (Quadro 1) e da perda de *in vivo da sua capacidade* tumorigénica. Além disso, os nossos estudos anteriores sobre a estratégia anti-sentido de IGF-I demonstraram um extenso infiltrado linfocítico CD8 positivo 4-5 dias após a injeção de glioma, teratocarcinoma e hepatoma transfectados nos respectivos sistemas de modelos tumorais portadores de animais [6,10,16].

O aumento simultâneo da presença e do papel dos antigénios B-7 e MHC-I na indução da imunidade das células T contra os tumores tem sido amplamente investigado

[26,33,34]. No presente trabalho, demonstramos que a injeção de anti-sensores IGF-I e de células transfectadas com hélice tripla que apresentam moléculas MHC-I e B-7 travou eficazmente os tumores estabelecidos de glioma de rato e de teratocarcinoma de rato. Este não foi o caso das células que exprimem apenas MHC-I (Quadro 1). As experiências *in vivo* que utilizaram o vetor IGF-I "antisense" em vez do vetor IGF-I "tripla hélice" deram resultados semelhantes; dados não apresentados.

Neste contexto, os péptidos antigénicos apresentados pelas moléculas MHC de classe I eram necessários mas, em geral, não eram suficientes para estimular a resposta das células T. Na ausência da molécula B-7, os complexos MHC-peptídeo podem inativar seletivamente as células T [40]. (Embora as células "tripla hélice", em comparação com as células "anti-sentido", apresentem uma expressão ligeiramente mais elevada de MHC-I e B7, não existem diferenças imunogénicas e apoptóticas qualitativas entre as abordagens IGF-I "anti-sentido" e "tripla hélice").

A molécula coestimuladora B-7 das células apresentadoras de antigénios (APC) liga-se ao contra-recetor CD28 e/ou CTLA4 expresso nas células T [4143]. No nosso trabalho, a ausência de síntese de IGF-I em células transfectadas com "tripla hélice" poderia levar a um nível mais elevado de recetor de IGF-I e, por conseguinte, a um maior teor de tirosinoquinase; o IGF-I e o IGF-II presentes no soro fetal de vitelo do meio de cultura, bem como o IGF-II intracelular, podem atuar através do recetor de tipo I [37]. Existe uma relação entre a via de transdução de sinal da tirosina quinase e a indução de moléculas B-7: foi previamente relatado um aumento da co-estimulação de B-7 através de um mecanismo de AMPc ligado à tirosina quinase do recetor CD 28 [44]. Uma sinalização semelhante através da atividade da tirosina quinase do recetor IGF-I mostra que: a tirosina quinase ativa o IRS-1 (substrato do recetor de insulina-1) e, em seguida, o IRS-1 ativa a PI3K (fosfatidilino-sitol 3 quinase) [45,46]. Este mecanismo pode ser considerado na expressão de B7-1 induzida por citocinas demonstrada na microglia humana fetal em cultura [47].

Utilizando células de glioma CNS-1 e de carcinoma embrionário PCC-4, confirmámos a relação entre a imunogenicidade e a apoptose encontrada nas células transfectadas com IGF-I [36]. O aparecimento de células apoptóticas demonstrou que a morte celular por apoptose para as células de "tripla hélice" está diretamente relacionada com a supressão da expressão de IGF-I. O IGF-I pode bloquear a via da apoptose, levando a uma proliferação da população celular que está normalmente programada para morrer [14,48]. Por outro lado, quando a função do recetor de IGF-I (IGF-I-R) está deprimida, certas células cancerígenas, ou seja, as células de glioma, sofrem uma apoptose maciça [49]. Concluiu-se que o IGF-I-R, ativado pelo seu ligando, desempenha um papel muito protetor na morte celular programada e que esta proteção é ainda mais marcante in vivo do que in vitro [50]. A apoptose poderia desempenhar um papel específico nas nossas estratégias; as modificações fenotípicas devidas à apoptose podem explicar o reconhecimento das células transfectadas pelo sistema imunitário, tal como a imunidade específica do tumor mediada por CD8+T descrita anteriormente por nós [10,37]. As células apoptóticas, no contexto do MHC-I, são reconhecidas pelas células dendríticas que activam os linfócitos T-CD8 [51,52]. As moléculas B-7 podem ser incluídas neste mecanismo, porque tanto as moléculas MHC-I como as B-7 são necessárias para a ativação das células T [32,33,53-57].

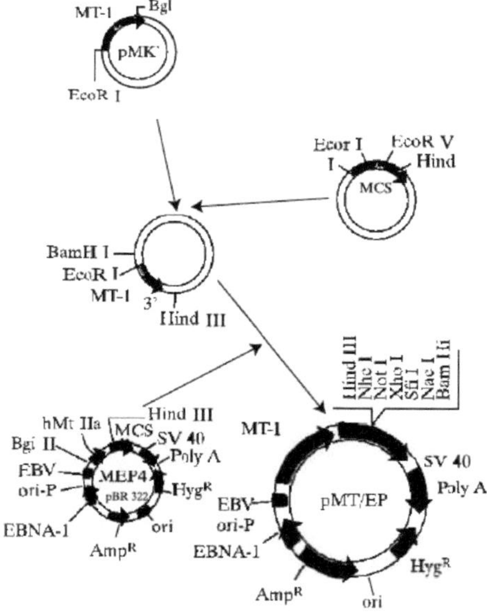

Figura 1. Representação diagramática dos passos utilizados para construir o vetor epissomal pMT/EP utilizado para a preparação dos vectores de expressão anti-sentido e de tripla hélice do IGF-I.

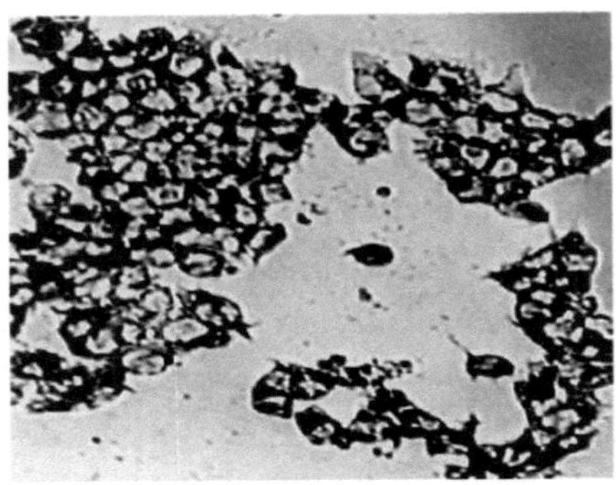

Figura 2. Coloração com imunoperoxidase de IGF-I em células de glioma de rato CNS-1. Estas células, após transfecção com vectores de expressão IGF-I anti-sentido ou IGF-I tripla hélice, perdem a capacidade de sintetizar IGF-I (ver também *Fig. 5*) (X 200).

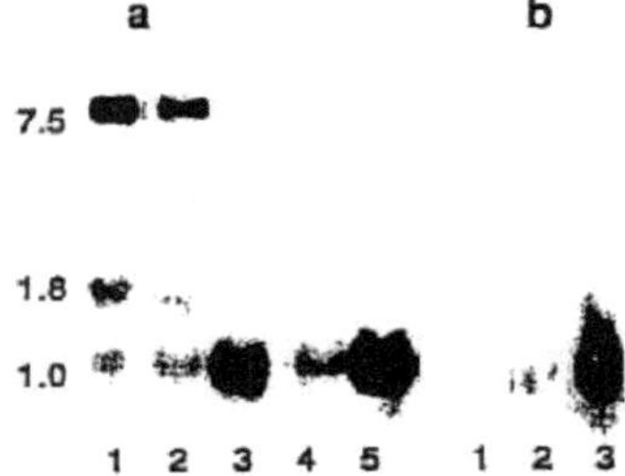

Figura 3. Indução de transcrições antisense por ZnSO4 em células de glioma C6 e neuroblastoma B-104 em cultura. A figura é uma composição de vários blots de transferência de ARN. Foram utilizados dez microgramas de ARN total por pista. Os tamanhos moleculares (em kilobases) das principais transcrições de IGF-I são apresentados à esquerda. *(a)* Pista 1, células gliais C6 parentais não transfectadas expostas a um meio isento de soro. Pistas 2 e 3, células de glioma C6 transfectadas incubadas em meio isento de soro na ausência (pista 2) ou na presença (pista 3) de ZnSO4. Para as linhas 2 e 3, foi utilizado o cDNA do IGF-I de rato com tradução parcial. Pistas 4 e 5, o blot mostrado nas pistas 2 e 3 foi re-hibridizado com cDNA de IGF-I humano não traduzido. *(b)* Pista 1, células de neuroblastoma B-104 não transfectadas. Pistas 2 e 3, células de neuroblastoma B-104 transfectadas incubadas na ausência (pista 2) ou na presença (pista 3) de ZnSO4.

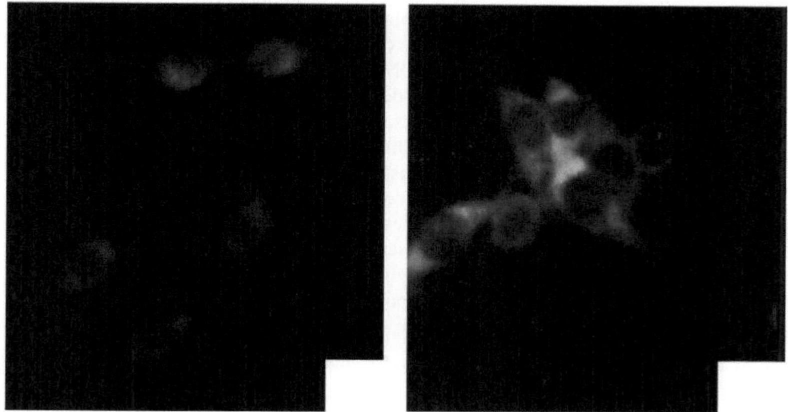

Figura 4. Localização por imunofluorescência de MHC-I *A)* e B-7 *B)* em células de glioma de rato transfectadas com IGF-I "triple helix

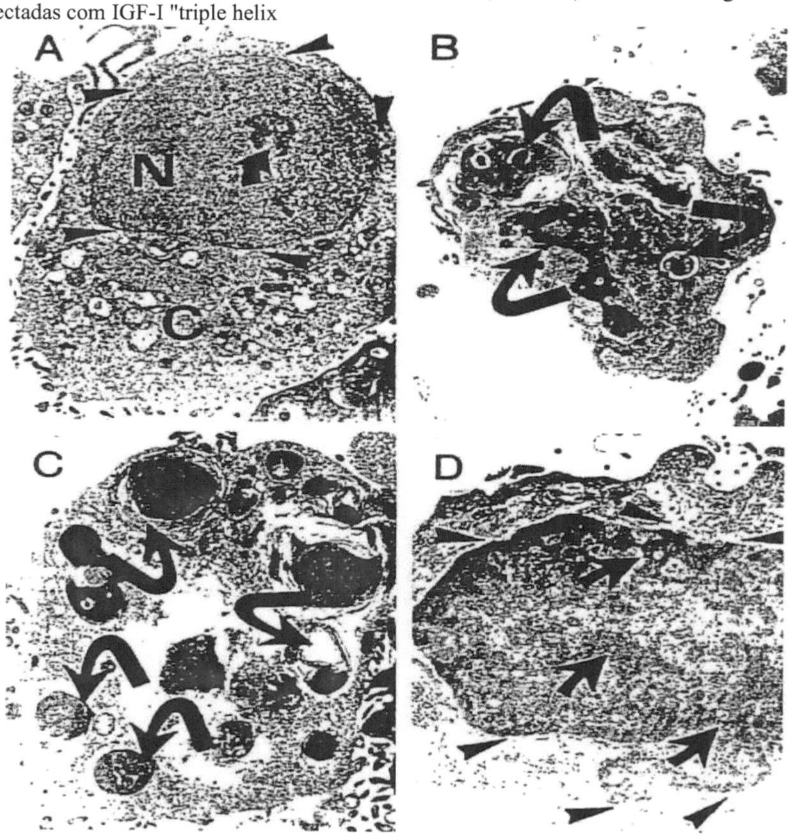

Figura 5. Caraterísticas ultra-estruturais das células de glioma humano: (A) células parentais não transfectadas; (B) células transfectadas com anti-sentido do fator de crescimento semelhante à

insulina tipo I (IGF-I); (C) células transfectadas com tripla hélice de IGF-I; e (D) células com tripla hélice de IGF-I cotransfectadas com vectores que codificam o anti-sentido do complexo hisrocompatível principal de classe I (MI-IC-I) e o cADN anti-sentido de B7. (4) a célula parental (N, núcleo; C, citoplasma) com envelope nuclear bem desenvolvido (pontas de seta). O núcleo é uniforme e bem separado do citoplasma e, por vezes, contém pequenos ilhéus de cromatina condensada de densidade eletrónica (seta); (B) e (C) as células transfectadas apresentam a morfologia caraterística das células apoptóticas, com núcleos distorcidos devido à formação de corpos apoptóticos e formação de cromatina condensada de densidade eletrónica, frequentemente com vesicularização nuclear (setas); o envelope nuclear está destruído. (D) Células cotransfectadas com a tripla hélice IGF-I: o envelope nuclear está bem conservado (pontas de seta). Existem poucas caraterísticas de apoptose, embora esteja presente alguma cromatina condensada de densidade eletrónica (setas). Além disso, a proporção de células apoptóticas é muito inferior à observada nas células da tripla hélice IGF-I. Ampliação original, x7000

Tabela 1. Expressão de IGF-I, MHC-I e B-7 em células transfectadas com "antisense" e "tripla hélice "*

Cells	Rat CNS-1 glioma			Human primary glioma		
	IGF-I	MHC-I	B7	IGF-I	MHC-I	B7
Non transfected	++	<0.5	<0.5	++	<0.5	<0.5
IGF-I antisense	--	12.5	18.0	--	9.0	11.0
IGF-I triple helix	--	14.5	19.5	--	10.0	12.5
IGF-II antisense	++	<0.5	<0.5	++	<0.5	<0.5

* As células foram analisadas por imunocitoquímica para IGF-I (método ABC com coloração de imunoperoxidase) e por citometria de fluxo (FACScan Becton Dickinson) para MHC-I e B7. Os dados da citometria de fluxo são apresentados como alteração percentual do valor da fluorescência em relação à fluorescência das células de controlo não transfectadas. São apresentados os valores médios de três experiências; o aumento da expressão de MHC-I e B7 nas células transfectadas com antisense e tripla hélice é significativo ao nível de P<0,01 (teste de classificação assinado de Wilcoxon).

Tabela 2. Tratamento de teratocarcinoma murino, contendo tecidos neurogliais derivados de células de carcinoma embrionário PCC4, com vetor de expressão de anti-sensores de IGF-I. As células foram injectadas em ratinhos por via subcutânea acima da pata traseira esquerda ou da pata traseira direita. T, transfectadas; IR, células irradiadas com 5000 rad (1 rad = 0,1 Gy) da fonte[60] Co; V, apenas o vetor.

Injection protocol		Time between injections, days	Tumor development	
Left leg	Right leg		Left leg	Right leg
EC	EC	0	5/5	5/5
EC	EC	6	5/5	5/5
EC	ECT	0	0/6	0/6
EC	ECT	6-8	0/5	0/5
	ECIR			0/5
EC	ECIR	0	5/5	0/5
EC	ECTIR	0	0/4	0/4
EC	ECTIR	6/8*	0/4	0/4
EC	ECV	0	4/4	4/4
EC	ECV	6/8*	6/6	6/6

*A **segunda** injeção foi administrada após a formação de um tumor sólido com 0,5-1 cm de diâmetro. Duas a 3 semanas após a injeção, a regressão do tumor era aparente.

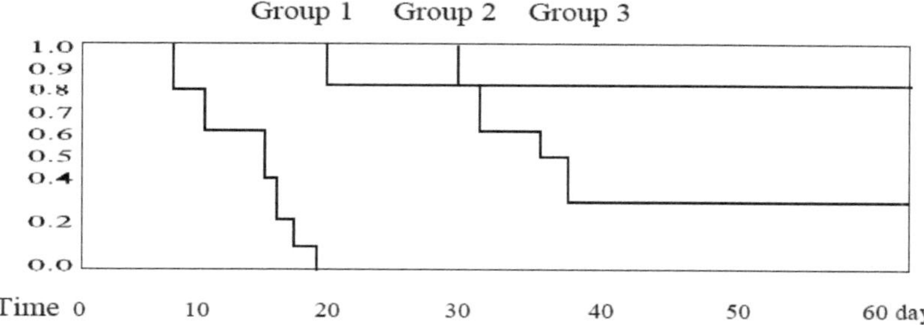

Figura 6. Proporção cumulativa de sobrevivência (Kaplan - Meyer): Courbs de sobrevivência de ratos Levis inoculados por via subcutânea com células de glioma de rato CNS-1 (injectadas acima da pata traseira com 5 000 000 de células CNS-1). Foram considerados os seguintes grupos de animais (cada grupo, n=8) de acordo com o tipo de injeção: grupo 1, PBS; grupo 2, células IGF-I "tripla hélice" que exprimem apenas MHC-I; grupo 3, células IGF-I "tripla hélice" que exprimem tanto MHC-I como B-7. Ponto 0 = 5 dias após a inoculação primária de células CNS-1. A % de sobrevivência foi significativa ao nível de $p<0,01$. (1,0 corresponde a 100%)

Referências

1. Daughaday WH, Hall K, Raben MS, Salmon WD, Van den Brande JL, Wyk JI. Somatomedin: designação proposta para o fator de sulfa-ção. Nature, 1972; 235: 107.

2. Froesch CS, Schwander J, Zapf J. Actions of insulin-like growth factors. Ann Rev Physiol, 1985; 47: 443-67.

3. Holthuizen E, Le Roith D, Lund PK, Roberts CT Jr, Rotwein P, Spencer EM. Modern Concepts in Insulin-like Growth Factors (Conceitos modernos sobre factores de crescimento semelhantes à

insulina). Ed. Elsevier, NY, 1991

4. Merimee TJ, Laron Z. Growth hormone, IGF-I and growth - new views of old concepts. Londres-Tel Aviv: Freund Publishing House Ltd, 1996; p. 266.

5. Baserga R. Oncogenes e estratégia dos factores de crescimento. Cell, 1994; 79: 927-30.

6. Trojan J, Johnson T, Rudin S, Blossey B, Kelley K, Shevelev A, Abdul-Karim F, Anthony D, Tykocinski M, Ilan Ju, Ilan J. Gene therapy of murine teratocarcinoma: separate functions for insulin-like growth factors I and II in immunogenicity and differentiation. Proc Natl Acad Sci USA, 1994; 91: 6088-92.

7. Rubin R, Baserga R. Biologia da doença. Recetor do fator de crescimento semelhante à insulina I. O seu papel na proliferação celular, apoptose e tumorigenicidade. Lab Inves, 1995; 73: 311-31.

8. Ayer-le Lievre C, Stahlbom PA, Sara VR. Expression of IGF-I and -II mRNA in the brain and craniofacial region of the rat fetus. Development, 1991; 111: 105-15.

9. Heldin CH, Westermark B. Growth factors as transforming proteins (factores de crescimento como proteínas transformadoras). Eur J Biochem, 1989; 184: 487-96.

10. Trojan J, Johnson TR, Rudin SD, Ilan Ju, Tykocinski ML, Ilan J. Treatment and prevention of rat glioblastoma by immunogenic C6 cells expressing antisense insulinlike growth fator I RNA. Science, 1993; 259: 94-7.

11. Antoniades HN, Galanopoulis T, Nevile-Golden J Maxwell M. Expressão dos factores de crescimento semelhantes à insulina I e II e dos seus RNAs rece-plorm em astrocitomas e meningiomas humanos primários: estudos in vivo utilizando hibridação in situ e imunocitoquímica. Int J Cancer, 1992; 50: 215-22.

12. Kiess W, Lee L, Graham, DL, Greenstein L, Tseng LY, Rich-ler MM, Nissley SP. Rat C6 glial cells synthesize insulin-like growth fator I (IGF-I) and express IGF-I receptors and IGF-II/inannose-6-phosphale receptors. Endocrinology, 1989; 124: 1727-36.

13. Rodriguez-Tarduchy G, Collins MKL, Garcia I, Lopez-Rivas A. Insulin-like growth fator-I inhibits apoptosis in IL-3-dependent hemopoietic cells. Eur J Immunol, 1992; 149: 535-40.

14. Upegui-Gonzalez LC, Duc HT, Buisson Y, Arborio M, Lafarge-Frayssinet C, Jasmin C, Guo Y, Trojan J. Utilização da estratégia IGF-I antisense no tratamento do hepatocarcinoma. Adv Exp Med Biol, 1998; 451: 35-42.

15. Shevelev A, Burfeind P, Schulze E, Trojan J, Helene C, Ilan J. A potencial inibição da expressão do gene IGF-I mediada pela tripla hélice reduz significativamente a tumorigenicidade do glioblastoma num modelo animal. Cancer Gene Ther, 1997; 4: 10512.

16. Upegui-Gonzalez LC, Ly A, Sierzega M, Jarocki P, Trojan LA, Duc HT, Pan Y, Shevelev A, Henin D, Anthony D, Nowak W, Popiela T, Trojan J. IGF-I triple helix strategy in hepatoma treatement. Hepato/Gastroentero, 2001; 48: 660-6.

17. Derwan P. Reagentes para a clivagem específica do local de DNA de mega-base. Nature, 1992; 359: 87-8.

18. Helene C. Control of oncogene expression by antisense nucleic acids. Eur J Cancer, 1994; 30: 1721-6.

19. Rubinstein JL, Nicolas JF, Jacob F. L'ARN non sens (nsARN): un outil pour inactiver spécifiquement l'expression d'un gène donné in vivo. Comptes Rendus Académie des Sciences Paris, 1984; 299: 271-4.

20. Weintraub H, Izant G, Harland RM. Anti-sense RNA as a molecular tool for genetic analysis. Tendências em Genética, 1985; 1: 23-5.

21. Green PJ, Pines O, Inouye M. The role of antisense RNA in gene regulation. Revisão Anual de Bioquímica, 1986; 55: 569-97.

22. Izant JG, Weintraub H. Constitutive and conditional sup press of exogenous and endogenous genes by antisense RNA. Science, 1985; 229: 345-52.

23. Morrison RS. A supressão da expressão do fator de crescimento de fibroblastos básicos por desoxirribonucleótidos antisense inibe o crescimento de astrócitos humanos transformados. J Biol Chem, 1991; 266: 728-34.

24. Selinfreund RH, Barger SR, Welsh MJ, van Eldik LJ. A inibição anti-sentido da produção de S100 beta glial resulta em alterações na morfologia celular, na organização do citoesqueleto e na proliferação celular. J Cell Biol, 1990; 111: 2021-8.

25. Kim SK, Wold BJ. Stable reduction of thymidine kinase activity in cells expressing high levels of anti-sense RNA. Cell, 1985; 42: 129-38.

26. Trojan J, Blossey BK, Johnson TR, Rudin SD, Tykocinski M, Ilan Ju, llan J. Perda de tumorigenicidade do glioblastoma de rato dirigida por transcrição de cDNA antisense baseada em episoma do fator de crescimento semelhante à insulina 1. Proc Natl Acad Sci USA, 1992; 89: 4874 - 8 .

27. Hambor JER, Hauer CA, Shu HK, Groger RK, Kaplan DR e Tykocinski ML. Utilização de uma réplica epissomal do vírus Epstein-Bair para a inibição de genes mediada por ARN anti-sentido num clone de células T citotóxicas humanas. Proc Natl Acad Sci USA, 1988; 85: 4010 - 4 .

28. Whitesell L, Rosolen S, Neckers LM. O ARN anti-sentido N-myc gerado pelo epissoma restringe o potencial de diferenciação das linhas celulares neuroectodérmicas primitivas. Mol Cell Biol, 1991; 11: 1360-71.

29. Johnson TR, Biossey BK, Rudin SD e Ilan J. Regulation of IGF-I RNA transcript levels in C6 glial cells. J Cell Biol, 1990; lll: 505a.

30. Blanchet O, Bourge JF, Zinszner H, Israel A, Kourilsky P, Dausset J, Degos L, Paul P Ligação alterada de factores reguladores à sequência do potenciador HLA de classe I em linhas de células tumorais humanas sem expressão do antigénio de classe I. Proc Natl Acad Sci USA, 1992; 89: 3488-92.

31. Plautz GE, Yang ZY, Wu BY, Cao X, Huang L, Nabel GE. Immunotherapy of malignancy by in vivo gene transfer into tumors. Proc Natl Acad Sci USA, 1993; 90: 4645-9.

32. Chen L, Ashe S, Brady WA, Hellstrom I, Hellstrom KE, Ledbetter IA, Mc Growan P, Linsley PS. Costimulation of anti-tumor immunity by the B7 counter recetor for the T lymphocyte molecules CD28 and CTLA-4. Cell, 1992; 71: 1093-102.

33. Townsend SE, Allison JA. Tumor rejection after direct costi-mulation of CD8+ T cell transfected melanoma cells. Science, 1993; 259: 368-70.

34. Guo Y, Wu M, Chen H, Wang XN, Liu GL, Ma J, Sy MS. Vacina tumoral eficaz gerada pela fusão de células de hepatoma com células de linfócitos B. Science, 1994;263:518-20

35. Trojan J, Duc H, Upegui-Gonzalez L, Hor F, Guo Y, Anthony D, Ilan J. Presença de moléculas MHC-I e B-7 em células de glioma de rato e humano que expressam mRNA IGF-I antisense. Neuroscience Letters, 1996; 212: 9-12

36. Ly A, Duc HT, Kalamarides M, Trojan LA, Pan Y, Shevelev A, François J-C, Noël T, Kane A, Henin D, Anthony D e Trojan J. As células de glioma humano transformadas pela tecnologia de tripla hélice IGF-I apresentam caraterísticas imunitárias e apoptóticas que determinam a seleção de células para a terapia genética do glioblastoma. J Clin Pathol, 2001; 54: 230-9.

37. Lafarge-Frayssinet C, Sarasin A, Duc HT, et al. Gene therapy for hepatocarcinoma: antisense

IGF-I transfer into a rat hepatoma cell line inhibits tumorigenesis into syngeneic animal. Cancer Gene Therapy, 1997; 4: 276-85.

38. Rininsland F, Johnson T, Chernicky C, Schulze E, Burfeind P, Ilan J. A supressão do recetor do fator de crescimento semelhante à insulina tipo I por uma estratégia de tripla hélice inibe a transcrição de IGF-I e o potencial tumorigénico das células de glioblastoma C6 de rato. Actas do Proc Natl Acad Sci USA, 1997; 94: 5854-9.

39. Wongkajornslip A, Ouyprasertkul M, Sangruchi T, Huab-prasert S, Pan Y, Anthony D. A análise da necrose peri-tumoral após a implantação subcutânea de células tumorais autólogas transfectadas com um epissoma que transcreve um ARN anti-sentido do fator de crescimento semelhante à insulina I num indivíduo com glioblastoma multiforme. J Med Assoc Thai, 2001; 4: 740-7.

40. Steiman RM, Turkey S, Mellman I, Inaba K. The induction of tolerance by dendritic cells that have captured apoptotic cells. J Exper Med, 2000; 191: 411-6.

41. Linsley PS, Clark EA, Ledbetter JA O antigénio CD28 das células T medeia a adesão às células B através da interação com o antigénio de ativação B7/13. Proc Natl Acad Sci USA, 1990; 87: 5031-5.

42. Freeman GB, Gray GS, Gimmi CD, Lombard DB, Zhou L-I, White M, Fingeroth JD, Gribben JG, Nadler LM. Structure, expression and T cell costimulatory activity of murine homologue of the human B lymphocyte activation antigen B7. J Exper Med, 1991; 174: 625-31.

43. Harding F, Mc Arthur JG, Gross JA, Raulet DH, Allison JP. CD28-mediated and signalling co-stimulates murine T cells and prevents induction of anergy in T cell clones. Nature, 1992; 356:607-9.

44. Schwartz RH. Costimulation of T lymphocytes: the role of CD28, CTLA-4 and B7/BBI in interleukin-2 production and immu-notherapy. Cell, 1992; 71: 1065-8.

45. D'Ambrosio C, Ferber A, Resnicoff M, Baserga R. Um recetor solúvel do fator de crescimento semelhante à insulina que induz a apoptose de células tumorais in vivo e inibe a tumorigénese. Cancer Research, 1996; 56: 4013- 20.

46. Dudek H, Datta SR, Franke TS, Birbaun MG, Yao R, Cooper GM, Segal RA, Kaplan DR, Greenberg ME. Regulation of neuronal servival by the serine-threonine protein kinase Akt. Science, 1997; 275, 661-5.

47. Satoh J, Lee YB, Kim SU. As moléculas coestimuladoras de células T B7-1 (CD80) e B7-2 (CD86) são expressas em microglia humana mas não em astrócitos em cultura. Brain Research, 1995; 704: 95-6.

48. Ellouk-Achard S, Djenabi S, De Oliveira G, Desauty G, Duc HT, Zohair M, Trojan J, Claude JR, Sarasin AL, Lafarge-Frayssinet C. Indução de apoptose em células de hepatocarcinoma de rato através da expressão de c-DNA anti-sentido de IGF-I. J Hepatol, 1998; 29: 807-18.

49. Baserga R. The insulin-like growth fator I recetor: a key to tumor growth? Cancer Research, 1995; 55: 249-52.

50. Resnicoff M, Abraham D, Yutanawiboonchai W, Rotman HL, Kajustora J, Rubin R, Zoltick P, Baserga R. O recetor do fator de crescimento semelhante à insulina I protege as células tumorais da apoptose in vitro. Cancer Research, 1995; 55: 2463-9.

51. Sotomayor E, Fu Y, Lopez-Cepero M, Herbert L, Jimenez J, Albarracin C, Lopez D. Role of tumor derived cytokines on the immune system of mice bearing a mammary adenocarcinoma. J Immunol, 1991; 147: 2816-23.

52. Matthew L, Saiter B, Bhardwag N. As células dendríticas adquirem antigénio de células apoptóticas e induzem CTL de classe I restrita. Nature, 1998; 392: 86-9.

53. Anthony D, Pan Y, Wu S, Shen F, Guo Y. Estratégias de RNA antisense IGF-I ex vivo e in vivo para o tratamento do cancro em seres humanos. Avanços em Medicina Experimental e Biologia, 1998; 451: 27-34.

54. Pan Y, Trojan J, Guo Y, Anthony D. Resgate da maquinaria de processamento de antigénio MHC-1 por regulação negativa da expressão de IGF-I em células de glioblastoma humano. PLoS One., 2013; 8(3): e58428. doi: 10.1371/0058428

55. Trojan A, Jay LM, Kasprzak H, Anthony DD, Trojan J. Imunoterapia de tumores malignos utilizando a abordagem anti-IGF-I antisense: caso do glioblastoma. J Cancer Ther, 20'14; 5: 685705.

56. Zhu C, Trabado S, Fan Y, Trojan J, Lone YC, Giron-Michel J, Duc HT. Caracterização de componentes efetores da resposta imune humoral e celular estimulada por células de melanoma que exibem expressão modificada de IGF-1. Biomed.& Pharmacother, 2015; 70: 53-7. doi: 10.1016/j.biopha.2015.01.002

57. Castillo T, Trojan A, Noguera MC, Jay ML, Crane C, Alvarez A, Melo G, Penagos PJ, Shevelev A, Aristizabal BH, Briceno I, Ayala A, Duc HT, Trojan J. Experiência epistemiológica na elaboração de tecnologia de biologia molecular para terapia imunogênica (em espanhol). Rev Cien, 2016; 2 (25). doi: 10.14483/udistritaljour.RC.2016.25.a6

Agradecimentos

O texto deste capítulo é baseado em artigos publicados: PNAS, 89 (11): 4874-4878; 1992, e PNAS, 91: 6088-6092; 1994, e J Clin Pathol (Mol Pathol), 54(4): 230-239; 2001, e Roc Acad Med Bial (Ann Acad Med Bial), 48: 18-27; 2003, e Neuroscience, 145(3): 795-811; 2007, e J Cancer Ther, 5: 685-705; 2014 e Revista Cien, 2 (25): 2016, doi: 10.14483/udistrital.jour.RC.2016.25.a6

Capítulo 7

Terapia genética clínica do tumor cerebral - glioblastoma

J. Trojan ,[12] *, M. Bierwagen[3] , P. Kopinski[3] , Shevelev[4] , Y.X. Pan[5] J.L. Czapiewska[3] ,P. Jarocki[6] , A. Ly[1] , M. X. Wei[7] , A. Trojan[8] , S.J. Bueno[2] , D. Mantilla[2] , D.L. Reyes[2] , N.E. Pinto[2] , M. Kalamarides[9] , D. Henin[9] , T. Popiela[6] ,1. Briceno[10] , H.T. Duc[1] , Y.C. Lone[1] , J. Ilan[5] , O. Abouchaibe[2] , C. Rohas[2] , J.J. Rey[2] , H. Kasprzak[4] , D. Anthony[5]

* autor correspondente

1.INSERM U.602 e U.1014, Universidade Paris XI, Villejuif, França;

2. Fac. Ciências da Saúde, Universidade UNAB e Clínica Foscal, Floridablanca, Colômbia;

3. Collegium Medicum, Universidade Nicolas Copernic, Bydgoszcz, Polónia;

4. Laboratório de Engenharia Celular, Instituto de Cardiologia, Universidade de Moscovo, Rússia;

5. Faculdade de Medicina, Universidade CWRU, Cleveland, OH, EUA;

6. Collegium Medicum, Universidade Jagiellonian, Cracóvia, Polónia;

7. Cellvax, Lille, França;

8. Fac. Medicina, Universidade FUJNC, Bogotá, Colômbia;

9.INSERM, Hospital Bichat, Universidade Paris VI, França;

10. Inst. Genética Humana, Universidade PUJ, Bogotá, Colômbia

Introdução

A expressão dos genes durante o desenvolvimento neoplásico do cérebro diz respeito a oncoproteínas (como a alfa-fetoproteína, bem como a albumina sérica) [1], factores de crescimento e respectivos receptores (ou seja, IGF-I, EGF, FGF, VEGF, TGF-alfa e -beta) [2]. As suas proteínas descendentes e os elementos de sinalização do glicogénio, incluindo a glicogénio sintase (GS), também estão envolvidos [3,4]. O IGF-I e a GS reaparecem durante o desenvolvimento do tumor cerebral maligno mais agressivo - *glioblastoma multiforme,* GBM [4,5]. Com a utilização de radioterapia e quimioterapia, a mortalidade mantém-se próxima dos 100% e a sobrevivência mediana, utilizando a terapia convencional, é de 9-14 meses. A farmacologia atual aumenta a sobrevivência para 15 e, raramente, para 18 meses [6]. A etiologia do glioma está ainda a ser investigada através de técnicas de biologia molecular [7]. As terapêuticas novas ou propostas baseiam-se no tratamento imunitário ou em estratégias imunogenéticas [8]. A fim de definir novas terapias, foram investigadas as diferentes técnicas de inibidores [4] e a estratégia antigénica (abordagens antisense, AS, ou tripla hélice, TH) [9]. A tecnologia AS [10,11] permitiu-nos estabelecer estratégias de terapia genética novas e bem sucedidas que visam os factores de crescimento do glioma [12,13] e que foram agora introduzidas em ensaios clínicos. Outras tecnologias recentemente introduzidas incluem as de tripla hélice, TH [14,15], bem como siRNA [16,17] e miRNA (microRNA) potencialmente úteis [18]. O papel do ARN de cadeia dupla 21-23 mer (ARN si) no silenciamento de genes é muito semelhante ao do mecanismo TH DNA, que também envolve ARN 23 mer [15]. Quanto aos miRNAs, estes podem desempenhar um papel fundamental na tumorigénese, controlando a proliferação celular e a apoptose; nos gliomas, o nível de miRNA (microRNA-21) está elevado [19]. A questão de saber se a tecnologia de siRNA ou o knockdown de miRNA irão ou não suplantar as abordagens de oligodesoxinucleótidos AS continua a ser questionável neste momento [17,19,20].

A abordagem AS foi proposta [10] para estudar a expressão génica em processos de desenvolvimento. O reservatório de informação genética na célula é suportado por ADN de cadeia dupla, em que apenas uma das cadeias (cadeia de sentido) é normalmente transcrita para RNA mensageiro. A cadeia de DNA não transcrita é denominada antisense. No entanto, utilizando a tecnologia da biologia molecular, podemos produzir oligodesoxinucleótidos antisense específicos para interromper sítios de transcrição específicos [11]. Além disso, esta técnica começa agora a ser um recurso para a regulação de mecanismos moleculares em farmacologia, nomeadamente à luz da mais recente tecnologia de siRNA [16,17].

O ARN de SA é administrado às células através de um vetor plasmídico (dsDNA) que codifica um ARN de SA ou através de uma sequência isolada de nucleótidos, que é o complemento do sentido da mensagem. A sequência de ARN-A é então capaz de se hibridar com o ARNm e de provocar o subsequente bloqueio da tradução. Podem descrever-se duas classes de oligodesoxinucleótidos AS: (a) os oligodesoxinucleótidos dependentes da RNase H, que induzem a degradação do ARNm; e (b) os oligodesoxinucleótidos bloqueadores estéricos, que impedem ou inibem fisicamente a progressão do splicing ou a maquinaria de tradução da célula. A maioria dos fármacos AS, clinicamente investigados, funciona em grande medida através do mecanismo dependente da RNase H [20,21].

Os oligodesoxinucleótidos AS podem ser modificados quimicamente utilizando uma estrutura fosfodiéster (fosforotioato e fosforamidato) ou açúcares (morfolinas). Além disso, a endocitose dos oligonucleótidos pode ser reforçada pela associação com policatiões (polietilenoimina), polilisina ou lípidos catiónicos (DOTMA, DOTAP). Estas moléculas de carga positiva são também utilizadas para a transfecção de células com plasmídeos que codificam ARN anti-sentido [22]. Foi demonstrado pela primeira vez que a tecnologia AS é uma ferramenta totalmente eficaz, suprimindo simultaneamente a expressão da proteína visada, alterando assim o fenótipo morfológico das células cancerígenas em cultura, e interrompendo o crescimento *in vivo* de tumores estabelecidos experimentalmente em quase 100% dos casos em que foi utilizada a abordagem AS anti-IGF-I para o tratamento de gliomas [12,23]. O exemplo da utilidade da tecnologia AS foi demonstrado pela primeira vez nos ensaios pré-clínicos e clínicos para músculos distróficos, utilizando oligonucleótidos metilados quimicamente. A ausência da distrofina que causa a distrofia muscular de Duchenne

(DMD) foi restaurada por oligonucleótidos AS que modificaram o splicing do transcrito primário para fornecer uma proteína internamente truncada mas ainda funcional [23,24]. A metodologia AS está atualmente a ser normalizada para ser amplamente utilizada em ensaios clínicos.

Metodologia

Entre os diferentes factores de crescimento, o IGF-I desempenha um papel fundamental tanto no crescimento normal como no crescimento tumoral [2]. O IGF-I e os elementos da sua via de sinalização (recetor IGF-I, IRS-1, PI3K, AKT, GSK3, GS) [3] foram investigados como alvos da terapia anti-tumoral, utilizando tecnologias AS.

Várias estratégias de terapia génica para o tratamento de gliomas têm sido relatadas desde a década de 1990 [25,26]. A abordagem AS foi proposta pela primeira vez em 1992 [12,26]. Em terapias experimentais, foram investigados diferentes alvos para o tratamento dos gliomas com AS, incluindo factores de crescimento, mas também os seus elementos de sinalização a jusante. No que diz respeito aos factores de crescimento, historicamente, primeiro o IGF-I e o seu recetor e, em seguida, o TGF beta foram visados em estudos experimentais pré-clínicos [12,13,26,27].

A glicogénio sintase, GS, recentemente visada, foi bloqueada pela utilização do anti-sentido da glicogénio sintase, AS GS (se os factores de crescimento, principalmente o IGF-I e o seu recetor, puderem ser considerados como o primeiro elo da cadeia da via de sinalização, a glicogénio sintase seria o último elo [4]). Os resultados também mostraram um efeito anti-tumoral com diminuição do crescimento dos gliomas [28]. Em todos os casos, incluindo AS IGF-I, AS IGF-I-R e AS GS, o efeito antitumoral *in vivo,* mediado por células T $CD8^+$, foi induzido pela injeção de células "AS" transfectadas (ou seja, células que exprimem vectores que codificam cDNA anti-sentido e aumentam a expressão de antigénios MHC-I e/ou B7) [4, 28] (Figura 1 e Figura 2). Uma vez que a regulação negativa da expressão de IGF-I coincide com o reaparecimento de MHC-I, a ausência de síntese de IGF-I nas células transfectadas com "AS" poderia também levar a um aumento compensado do recetor de IGF-I [4]. Existe uma relação conhecida entre a via de transdução de sinal da tirosina quinase (IGF-I-R) e a indução de B7; foi relatado um aumento da co-estimulação de B7 através de um mecanismo de AMPc ligado à tirosina quinase do recetor CD28 [29]. No que diz respeito à apoptose, o fenómeno pode explicar o reconhecimento das células transfectadas com antisense IGF-I pelo sistema imunitário, tal como a imunidade específica do tumor mediada por células T $CD8^+$. As células apoptóticas, no contexto do MHC-I, são reconhecidas pelos linfócitos activadores de células dendríticas $CD8^+$ T [30]. As moléculas B7 também podem ser incluídas neste mecanismo, uma vez que tanto as moléculas MHC-I como as B7 são necessárias para a ativação das células T (Figura 2).

Outros factores de crescimento, como o EGF e o VEGF, e os seus receptores, foram também investigados pela tecnologia AS em estudos pré-clínicos. Os resultados *in vitro* e *in vivo*, que mostram alterações no fenótipo morfológico das células cancerosas "AS" e, especialmente, a diminuição do crescimento dos tumores em animais tratados com os tumores correspondentes, foram semelhantes aos resultados obtidos com a tecnologia AS IGF-I. Isto não é surpreendente porque os receptores dos factores de crescimento têm a mesma via de transdução de sinal [4]. Se os resultados "anti-sentido" *in vitro* e *in vivo* obtidos com o IGF-I e o seu recetor parecem mais significativos do que os obtidos com outros factores de crescimento, isso deve-se provavelmente a um papel especial desempenhado pelo IGF-I entre outros factores de crescimento [4,27] - assim, o IGF-I, através do IGF-I-R, não só aumenta a proliferação celular como "supervisiona" a ação mitogénica de outros factores de crescimento (EGF, PDGF, etc.) através da sua estimulação autócrina e parácrina, tornando-se uma espécie de diretor de factores de crescimento.

As várias terapias genéticas no tratamento do cancro continuam a ser experimentais. A terapia génica, incluindo a baseada na abordagem AS [10,11], é um novo domínio da investigação biomédica, "nascido" há cerca de 20 anos [23]. A primeira aplicação rápida de diferentes tecnologias de terapia génica na década de 1990, não baseada na investigação sistemática do mecanismo das novas tecnologias, foi frequentemente introduzida muito cedo nos ensaios clínicos, não dando a imagem adequada das novas terapias. No que respeita ao antisense, os resultados significativos em ensaios clínicos de GBM foram obtidos após cerca de 15 anos de investigação. Isto diz respeito tanto a diferentes oncogenes como a oncoproteínas, nomeadamente os factores de crescimento IGF-I e TGF-beta [4]. No caso do IGF-I, tivemos a sorte de demonstrar pela primeira vez, em 1992-1995, que a tecnologia AS é uma ferramenta totalmente eficaz, suprimindo simultaneamente a expressão da proteína visada, alterando o fenótipo morfológico das células cancerígenas em cultura e interrompendo *in vivo* o crescimento de tumores estabelecidos experimentalmente em 100% dos casos, utilizando a abordagem AS IGF-I para o tratamento do glioma [12,23]. Em 1996/98, demonstrámos o mecanismo celular *in vitro* da abordagem anti-sentido, induzindo tanto o fenómeno imunitário anti-tumoral como o fenómeno apoptótico [31,32]. Em 2001, demonstrámos que a abordagem celular é mais eficaz do que a terapia genética *sensu stricto* (ou seja, injeção *ex vivo* de nucleótidos) [33]. Assim, na terapia celular podemos "supervisionar" a seleção de "vacinas" celulares cuja imunogenicidade, relacionada com a expressão do MHC-I, é uma condição *sine qua non* da resposta anti-tumoral [34].

Para estes estudos, a estratégia clínica IGF-I antigene foi utilizada para transfectar culturas de células de glioma, estabelecidas a partir de biópsias de GBM humano [31]. As linhas celulares estabelecidas foram transfectadas com vectores IGF-I "AS" ou "TH". As células utilizadas para a "vacinação" apresentavam uma regulação negativa do IGF-I, como demonstrado pelas técnicas de imunocitoquímica, citometria de fluxo e RT PCR. As células tratadas com ARN AS apresentaram moléculas MHC-I e B7.1

(Figura 1).

Resultados

Foi demonstrado pela primeira vez que a interrupção de um fator de crescimento intracelular através da tecnologia anti-sentido induz a apoptose e aumenta a expressão de MHC-I e B7 imunogénicos (Figura 1), o que resulta na indução de uma resposta imunitária *in vivo* (resposta T $CD8^+$) [31,32] (Figura 2). O primeiro ensaio clínico para GBM humano utilizando a abordagem AS IGF-I foi efectuado pelo grupo de Anthony *et al.* e pelo grupo de Trojan *et al.* [33-35]. Após cada uma das três vacinações com AS IGF-I, registou-se um aumento da percentagem de células T $CD8^+$ nos linfócitos do sangue periférico (Figura 1 e Quadro 1). Além disso, após cada uma das vacinações com AS IGF-I, as células PBL apresentaram um aumento de T $CD8^+$ com um fenótipo caraterístico - switch $CD8^+$ $CD11b^+$ / $CD8^+$ $CD11b^-$. Adicionalmente, verificou-se um aumento da percentagem de linfócitos positivos para o recetor superficial de interleucina-2 (CD25), especialmente no contexto das moléculas CD4 (Tabela 1). Estas alterações podem refletir a ativação acrescida de células T citotóxicas [4,12]. Foram obtidos resultados em seis doentes da Fase I nos Hospitais da Universidade de Cleveland, nos EUA, em dois doentes em Bangkock, na Tailândia, e em quatro doentes no Hospital Universitário de Bromberg (Bydgoszcz), na Polónia. Nestes ensaios de Fase I, não foram observadas complicações inaceitáveis do tratamento nos doentes. O único fator de complicação foi o aumento transitório da temperatura para 38-38,5^{0} C com uma duração de 24-48 horas (confirmando a presença de uma resposta imunitária antitumoral). Este fenómeno ocorreu normalmente em 12 horas e em 8 dos 12 doentes com GBM que foram tratados. Nos doentes tratados no estudo dos Estados Unidos e nos investigados em Bromberg, na Polónia, a carga tumoral na altura do tratamento era avançada. Um doente tratado no University Hospitals of Cleveland viveu 24 meses após o diagnóstico. Tinha sido tratado com cursos convencionais de quimioterapia combinada seguidos de transplante de células estaminais, antes do tratamento com a vacina. Em dois dos quatro doentes com GBM tratados em Bromberg (Programa Científico da NATO - EUA/França/Polónia), a vida desde o momento do diagnóstico até ao momento da morte foi de 19 e 24 meses. Em dois doentes tratados como controlo, a vida foi em média de 9,5-10 meses.

O exame histopatológico dos tumores ressecados mostrou que os indivíduos tinham desenvolvido necrose peritumoral e que o tecido que circundava o tumor necrótico apresentava infiltração por linfócitos constituídos por células T $CD8^+$ e T $CD4^+$ [33]. Nos doentes do estudo dos EUA, um doente manifestou uma clara diminuição do cancro cerebral no componente posterior do cérebro. A lesão diminuiu de 4,9 para 4,2 centímetros na sua maior dimensão após o tratamento. Esta diminuição foi demonstrada por TAC no seu hospital, o Barnes Jewish Hospital of St. Louis, e os dados foram confirmados no University Hospitals of Cleveland. Os dados da TAC que precederam esta determinação tinham mostrado um fundo de aumento persistente do tamanho do cancro cerebral em intervalos de 4 a 6 semanas durante um período de 5 meses. Além disso, podemos sublinhar, tal como descrito nos nossos estudos anteriores [4], que utilizando a abordagem anti - IGF-I sem quimioterapia, a sobrevivência mediana em doentes tratados com GBM atingiu 19 meses, e aumentou para mais de 21 meses (Programa NATO) quando aplicada em combinação com quimioterapia (temozolomid). Estes resultados orientaram as nossas investigações para uma terapia combinada - cirurgia clássica e radioterapia seguidas de quimioterapia e terapia celular anti-IGF-I.

Como todas as novas terapias propostas, os tratamentos celulares ou de terapia genética não foram "espontaneamente" aceites para ensaios clínicos. Embora a estratégia AS IGF-I para o tratamento do hepatoma tenha sido introduzida em ensaios clínicos em 1996/98 (injecções *ex vivo* de nucleótidos) [36], o primeiro caso clínico de GBM foi tratado com a abordagem de terapia genética celular em 2001. Entre 2001 e 2003, obtivemos os primeiros resultados promissores: demonstrámos que a vacinação dos doentes, para ser eficaz, deve ser seguida do aumento de células T $CD8^{+}$ nas células PBL dos doentes tratados [37]. Os resultados clínicos significativos foram publicados em 2006/2007, quando demonstrámos que, utilizando a abordagem AS como terapêutica exclusiva, a sobrevivência mediana dos doentes atingia 18-19 meses, e aumentava para 21 meses com a terapêutica combinada com temozolomida [4,38,39].

Discussão

A terapia farmacológica mais recente, que propõe a utilização de temozolomida, demonstrou uma sobrevivência mediana sem progressão de 10 semanas e uma sobrevivência global mediana de 30 semanas, respetivamente, em doentes com GBM [40]. Um ensaio aleatório publicado por Stupp [41] demonstrou que a adição de temozolomida à radioterapia no tratamento de doentes com GBM recentemente diagnosticado melhorou significativamente as probabilidades de sobrevivência mediana e de 2 anos de cada doente. Foi revisto um subconjunto de doentes a quem foi administrada temozolomida e radioterapia, que tinham avaliado o estado de metilação do promotor da MGMT (06-metilguanina-DNA metiltransferase) e que tinham sido submetidos a ressecção do tumor. Foi demonstrada uma forte associação entre a metilação da região promotora do gene para MGMT e o benefício da temozolomida [3542]. A sobrevivência média foi de 21,7 meses em comparação com 12,7 meses, respetivamente. Tanto a temozolomida/MGMT como as abordagens anti-gene IGF-I apoiam a estratégia de terapia individualizada. No caso da abordagem antigene IGF-I, a verificação de MHC-I e B7 na "vacina" de cada doente pode ser uma condição *sine qua non* para prever o sucesso na obtenção de uma sobrevivência a longo prazo [34]. A terapia combinada que utiliza o tratamento antigene IGF-I e a farmacologia (temozolomid) foi aplicada em ensaios de fase I/II [38].

O recetor de IGF-I e os seus elementos a jusante, ou seja, a PKC (proteína quinase C), também foram alvo de ensaios clínicos de glioma maligno utilizando a tecnologia anti-sentido (quadro **1**) [26,43]. Se a seleção da PKC não demonstrou resultados clínicos significativos, a inibição do recetor IGF-I e da sua via de sinalização abriu uma porta para a investigação experimental e clínica em vários tumores diferentes [2,4,27,44,45]. Em 2001, em simultâneo com o primeiro ensaio com AS IGF-I, Andrews *et al.* [46] trataram 12 doentes com glioblastoma recorrente e astrocitoma anaplásico utilizando uma estratégia anti-sentido para o recetor IGF-I, AS IGF-I-R. Um oligonucleótido AS dirigido contra o IGF-I-R foi aplicado através da implantação na bainha do reto de células de glioma autólogas irradiadas, e o encapsulamento em câmaras de difusão foi feito após incubação com AS IGF-I-R. Três doentes foram tratados posteriormente com a mesma dose de oligodesoxinucleótidos. O tratamento foi associado à incidência de trombose venosa, mas, segundo os autores, também a uma elevada taxa de melhoria clínica e radiológica. Obtiveram-se duas respostas completas e quatro respostas parciais. Dois doentes (astrocitoma anaplásico) estavam vivos às 168 e 134 semanas após a terapêutica com AS. A análise histológica dos tumores ressecados de doentes com progressão da doença revelou infiltração linfocítica e necrose [46]. Com o desenvolvimento de novas terapias experimentais e de vectores virais eficazes que expressam IGF-I-R com AS, os ensaios clínicos que utilizam esta abordagem irão aumentar [45-47].

A utilização da terapia combinada também foi eficaz noutra abordagem de EA, direcionada para a molécula TGF-beta [13]. O TGF-beta2 desempenha um papel na progressão tumoral através da regulação de mecanismos chave, incluindo a proliferação, metástase e angiogénese. A abordagem de AS TGF-beta utilizando um oligodesoxinucleótido AS - composto AP 12009, deu resultados satisfatórios [48-50]: em três estudos de fase I/II de escalonamento da dose em doentes adultos com glioma de alto grau, o tempo mediano de sobrevivência global (mOS) dos doentes desde o início da primeira quimioterapia até à recorrência foi de 44 semanas para o GBM. O mOS para um subgrupo de doentes que recebeu temozolomida como quimioterapia antes do AP-12009 foi de 46,1 semanas para GBM. O tratamento com AP-12009 foi bem tolerado e foram observadas respostas tumorais [49]. Em 2007, a sobrevida do grupo mOS foi de 28,6 meses (e 75% continuavam vivos), e no grupo de controlo, a sobrevida foi de 20,2 meses (e 42% continuavam vivos). Dois doentes registaram uma remissão completa do tumor de longa duração [50]. Noutro estudo clínico com AS TGF-beta, foi realizado um ensaio clínico de fase I num astrocitoma de grau IV (GBM) utilizando células tumorais autólogas modificadas por um vetor AS TGF-beta2 [51]. Seis doentes com astrocitoma progressivo de grau IV da OMS foram incluídos no ensaio. Os doentes receberam 2-7 injecções subcutâneas de células tumorais transfectadas. Houve indicações de imunidade humoral e celular induzida pela vacina. Dois pacientes tiveram regressões parciais e dois tiveram doença estável após a terapia. A duração do tratamento foi de 68 semanas. A duração do tratamento dos doentes que responderam foi de 78 semanas [51].

No que diz respeito à terapêutica com AS TGF-beta do GBM, o tratamento de doentes com glioma maligno (de alto grau) recorrente ou refratário, grau III ou IV da OMS, demonstrou produzir resultados semelhantes aos obtidos com o tratamento anti-IGF-I. O papel das células mononucleares do sangue periférico na resposta imunitária antitumoral e a sobrevivência prolongada nas abordagens anti TGF beta e anti IGF-I são examinados comparativamente em relação aos controlos da literatura. A abordagem que utiliza o AS TGF-beta foi também introduzida em ensaios clínicos de fase I/II para outros cancros, como o carcinoma pancreático, o melanoma maligno e o carcinoma colorrectal [52]. No caso do TGF-beta, é também importante referir que, embora os primeiros resultados clínicos bem sucedidos tenham sido publicados em 2006-2008, os dados experimentais sólidos, utilizando a tecnologia AS, foram obtidos em 1994/95 [13]. Assim, mais uma vez, foi necessário um longo período de estudos sobre o mecanismo AS TGF-beta para obter os resultados clínicos significativos que confirmam a utilidade da terapia genética no tratamento do cancro [52]. Nas abordagens AS IGF-I ou AS TGF-beta, a resposta imunitária antitumoral foi assinalada como um mecanismo principal da tecnologia AS que inibe os factores de crescimento e a sua via de sinalização [34,51]. As estratégias AS IGF-I e AS TGF-beta foram agora também introduzidas em ensaios para o tratamento de vários tumores, como o hepatoma, o carcinoma pancreático, os cancros colorrectais, o melanoma maligno, o cancro da próstata [36,49,52-57] e também os cancros do ovário, do útero e do pulmão [dados não publicados].

As estratégias clínicas bem sucedidas mais recentes de tratamento dos gliomas, geralmente como terapia combinada utilizando diferentes tipos de inibidores (por exemplo, imatinib, gefitinb), incluindo anticorpos (por exemplo, avastin) que visam os factores de crescimento e os seus receptores [5862], estão agora a centrar-se na tecnologia anti-sentido utilizada isoladamente ou combinada também com o tratamento farmacológico. Uma estratégia farmacológica - a utilização de temozolomida, embora a sobrevivência média tenha atingido quase um ano e meio, ainda estamos longe da vitória [41,42].

De entre as novas estratégias que estão a ser desenvolvidas para tratar com êxito o GBM, a utilização de uma abordagem AS que visa o IGF-I, o TGF-beta ou o VEGF, os seus receptores e os seus elementos de sinalização de transdução descendente [4,63], parece oferecer a esperança de uma solução promissora. A investigação recente no domínio da neuro-oncologia sublinha a importância do papel da via PI3K/AKT nas células gliais, que se tornou um alvo potencial para a investigação do glioma e uma estratégia potente para o tratamento de doentes com glioblastoma [64,65]. A ativação da via PI3K, comum a diferentes factores de crescimento, é mediada pela tirosina quinase (recetor para IGF-I). A paragem simultânea de pelo menos duas ligações, IGF-I ou TGFbeta ou VEGF e GS, da via TK/PI3K/AKT/GSK3/GS [64] parece estar na linha de uma futura estratégia de ensaio de terapia genética clínica para o tratamento do GBM. O resultado final da inibição dos elementos desta via de transdução de sinal é uma resposta imunitária mediada *in vivo* por linfócitos T CD8 e células APC (Figura

2). Estando as células APC envolvidas na ação das proteínas HS (heat shock), a inibição das HS foi recentemente introduzida em ensaios clínicos como uma nova direção para a terapia do cancro [66]. Mas o futuro próximo no tratamento deste grupo de doenças pertence a uma combinação de tratamentos [52,67-78]: cirurgia clássica, radioterapia com imunoterapia, terapia farmacológica, inibidores de factores de crescimento e a utilização da abordagem de bloqueio de genes antisense visando elementos da via de transdução de sinal do processo do cancro.

Aprovação do ensaio clínico

A aprovação para o ensaio clínico de terapia genética (baseado no estudo clínico NIH n°1602, Bethesda, Maryland, 24. 11. 1993) foi administrada pela Comissão Bioética da Universidade Médica L. Rydygier, Bromberg (Bydgoszcz), Polónia (n° KB/176/2001, 28. 06. 2002) e registada pela base de dados internacional Wiley Gene Therapy Clinical Trial n° 635 e 636 (J Gene Med, atualizado em 2002), e pelo programa NATO Science (LST 980 517).

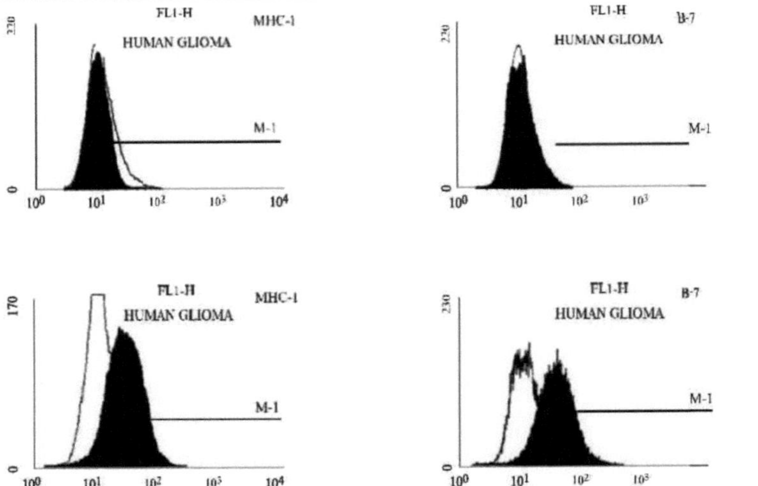

Figura 1. Análise de citometria de fluxo (FACScan Becton Dickinson). Expressão de MHC- I (esquerda) e B-7 (direita) na linha celular primária de glioblastoma humano.

Painéis superiores: células não transfectadas; painéis inferiores: células transfectadas (regulação positiva de MHC-I e B-7). A linha celular de glioblastoma aqui apresentada corresponde ao doente "P" da Tabela 1.

Figura 2. Imunoterapia com anti-sentido. Exemplo de tratamento anti IGF-I por anti-sentido de um tumor maligno glial - glioblastoma. É demonstrada a ocorrência de IGF-I em diferentes células gliais, desde células fetais a células tumorais. O esquema da terapia mostra células gliais de tumores cerebrais transfectadas in vitro com um vetor contendo cDNA de IGF-I em orientação anti-sentido. Após a transfecção, as células expressam o ARN anti-sentido do IGF-I, interrompendo a síntese de IGF-I caraterística das células tumorais. Tornam-se MHC- I [+] e B7 [+], e parcialmente apoptóticas. A via de transdução de sinal (relacionada com o recetor IGF-I) envolvida no mecanismo imunitário e apoptótico da abordagem anti-sentido é também comum a outros factores de crescimento como o EGF, VEGF, TGF-beta ou PDGF. As células transfectadas, juntamente com as células apoptóticas e as células APC induzidas in vivo, activam os linfócitos T (CTL $CD8^+$ $CD28^+$) [310,950,1028,2430, 71, 77]. Abreviaturas: TK (tirosina quinase do recetor de factores de crescimento); PI3K (fosfatidinossitol 3 quinase); AKT (PKB, proteína quinase B); GSK3 (glicogénio sintetase quinase 3; GS (glicogénio sintetase); PKC (proteína quinase C); Bcl 2 (molécula chave da apoptose); TAP 1,2 (transportador associado ao antigénio de processamento de antigénio); APC (célula apresentadora de antigénio).

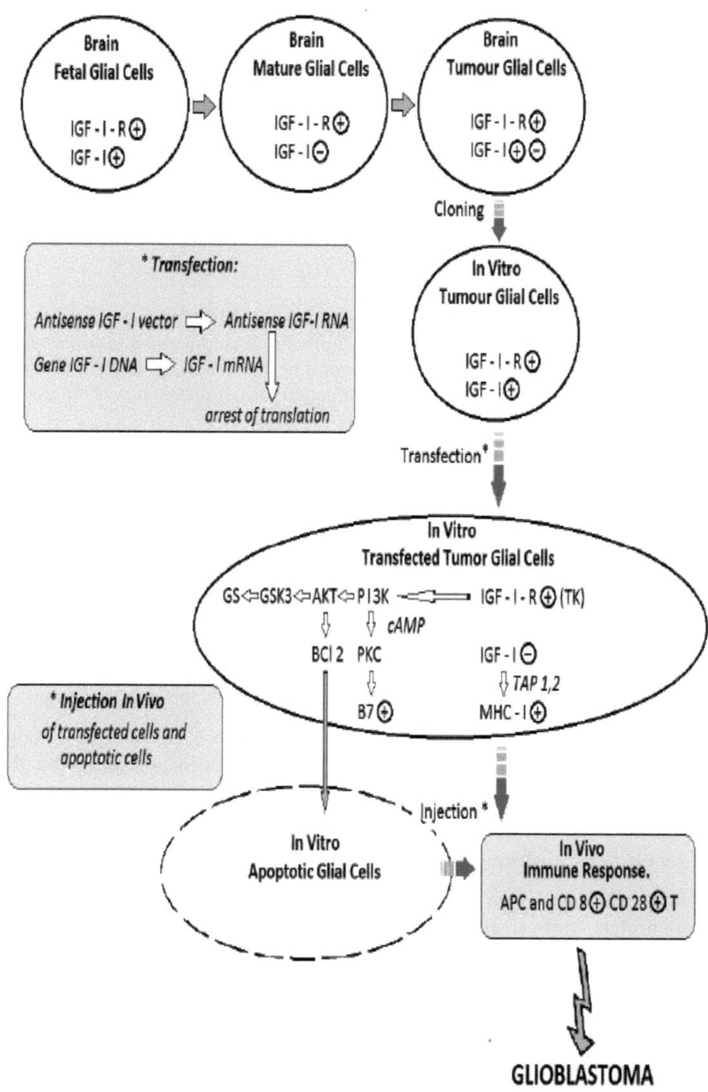

Tabela 1. Terapia genética com IGF-I de tripla hélice em doentes com glioblastoma. Expressão de moléculas CD em linfócitos do sangue periférico (PBL) derivados de pessoas "vacinadas "*.

Before vaccination						After 1st vaccination					After 2nd vaccination				
Molecule	P	Q	R	S	T	P	Q	R	S	T	P	Q	R	S	T
CD3	84	71	78	66	80	88	77	79	71	90	85	84	79	71	91
CD4	34	32	42	42	56	41	23	47	46	45	37	40	47	39	48
CD8	54	46	34	30	27	53	61	36	32	45	50	48	40	42	44
CD4/CD8	0.63	0.70	0.62	1.4	2.07	0,77	0.38	0.85	1.44	1.0	0.74	0.83	1.18	0.93	1.09
CD19	3	7	10	9	4	3	2	12	17	2	2	6	11	9	2
CD3-(16+56)+	9	11	9	23	10	6	15	10	14	6	11	9	12	22	7
CD25	11	9	13	18	15	20	17	19	27	26	33	24	21	24	27
CD4+25+	4.8	6.5	9.4	12.4	10.4	8.1	9.5	13	11	14.1	19	17	15	16.5	18
CD8+25+	3.4	0.9	2.0	1.9	3.2	3.6	4.0	3.7	10	1.7	5.2	1.0	2.9	0.8	1.7
CD4+45RO+	nt	nt	nt	41	26	12	nt	nt	40	32	22	24	26	36	30
CD8+45RO+	nt	nt	nt	18	6	17	nt	nt	13	25	14	18	17	19	22
CD8+11b+	26	43	21	20	14	27	46	21	15	19	20	31	24	26	27
CD8+11b-	28	3	13	10	13	26	15	15	17	26	30	17	16	16	17
CD5+19-	81	76	75	67	78	79	77	77	60	89	84	79	77	65	88
CD19+5+	1	0.7	2.1	1.1	0.7	1.1	0.7	2.9	3.2	0.6	0,7	0.4	4	5.7	1

* Cinco casos indicados por P, Q, R, S, T; nt = não testado. Os PBL foram analisados por citometria de fluxo (FACScan Becton Dickinson). Imunótipo duplo direto com pares de anticorpos monoclonais conjugados com FITC e PE, respetivamente. O portão de linfócitos foi definido de acordo com o backgating CD45. Os dados são expressos em percentagem de células positivas em comparação com o controlo do isótipo.

Referências

1. Trojan J, Uriel J, Deugnier MA, Gaillard J. Estudo quantitativo imunocitoquímico da alfa-fetoproteína no desenvolvimento neural normal e neoplásico. Dev Neurosci. 1984; 6: 251-259 .

2. Baserga R. Oncogenes e a estratégia dos factores de crescimento. Cell. 1994; 79: 927-930.

3. Patel S, Doble B, JR Woodgett. Glycogen synthase kinase-3 in insulin and Wnt signalling: a double-edged sword? Biochem Soc Trans. 2004; 32: 803-8.

4. Trojan J, Cloix J-F, Ardourel M-Y, Chatel M, Anthony DD. Biologia do fator de crescimento semelhante à insulina tipo 1 e sua orientação no glioma maligno. Neurosci. 2007; 145: 795-811.

5. Wrensch M, Rice T, Miike R, et al. Diagnóstico, tratamento e factores demográficos que influenciam a sobrevivência num estudo de base populacional de doentes adultos com glioma na área da Baía de São Francisco. Neuro-Oncol. 2006; 8(1):12-26.

6. Stupp R, Hegi ME, van den Bent MJ, et al. Mudança de paradigmas - uma atualização sobre a gestão multidisciplinar do glioma maligno. Oncologist. 2006; 11: 165-180.

7. Jiang R, Mircean C, Shmulevich I, et al. Pathway alterations during glioma progression revealed by reverse phase protein lysate arrays. Proteomics. 2006; 6: 2964-71.

8. Kjaergaard J, Wang L, Kuriyama H, Shu S, Plautz GE. Imunoterapia ativa para tumores murinos intracranianos avançados, utilizando vacinas de fusão de células dendríticas e células tumorais. J Neurosurg. 2005; 103: 156-164.

9. Hutterer M, Gunsilius E, Stockhammer G. Molecular therapies for malignant glioma. Wien Med Wochenschr. 2006; 156(11-12): 351-63.

10. Rubenstein JL, Nicolas JF, Jacob F. Nonsense RNA: uma ferramenta para inibir especificamente a expressão de um gene in vivo. C R Acad Sci III. 1984; 299: 271-4.

11. Weintraub H, Izant J, Harland R. Antisense RNA as a molecular tool for genetic analysis. Trends Gene. 1985; 1(1): 23-25.

12. Trojan J, Johnson T, Rudin S, Ilan Ju, Tykocinski M, Ilan J. Treatment and prevention of rat glioblastoma by immunogenic C6 cells expressing antisense insulin-like growth fator I RNA. Science. 1993; 259: 94-7.

13. Fakhrai H, Dorigo O, Shawler DL, et al. Eradication of established intracranial rat gliomas by transforming growth fator beta antisense gene therapy, Proc Natl Acad Sci USA. 1996; 93(7): 2909-14.

14. Dervan P. Reagentes para a clivagem específica do local do ADN megabase. Nature. 1992; 359: 878.

15. Hélène C. Control of oncogene expression by antisense nucleic acid. Eur J Cancer. 1994; 30A: 1721-6.

16. Boado RJ. Interferência de RNA e terapia genética não-viral direcionada para o cancro cerebral experimental. NeuroRx. 2005; 2(1): 139-150.

17. Pai SI, Lin YY, Macaes B, Meneshian A, Hung CF, Wu TC. Perspectivas da terapia de interferência de RNA para o cancro. Gene Ther. 2006; 13(6): 464-77.

18. Berezikov E, Thuemmler F, van Laake LW, et al. Diversidade de microRNAs no cérebro humano e de chimpanzé. Nat Genet. 2006; 38(12): 1375-7.

19. Corsten MF, Miranda R, Kasmieh R, Krishevsky AM, Weisslederer R, Shak R. A desativação do MicroRNA-21 interrompe o crescimento do glioma in vivo e apresenta uma citotoxicidade sinérgica com o S-TRAIL administrado por células precursoras neurais em gliomas humanos. Cancer Res. 2007;67(19):8994-9000.

20. Dias N, Stein CA. Conceitos básicos e mecanismos dos oligonucleótidos antisense. Mol Cancer Therapeutics. 2002;1:347-355.

21. Kalota A, Schetzline SE, Gewirtz AM. Progress in the development of nucleic acid therapeutics for cancer (Progressos no desenvolvimento de terapêuticas de ácidos nucleicos para o cancro). Cancer Biol Ther. 2004;3(1):4-12.

22. Galderisi U, Cascino A, Goirdano A. Antisense oligonucleotides as therapeutic agents. J Cell Phys. 1999;181:251-257.

23. Trojan J, Blossey BK, Johnson TR, et al. Perda de tumorogenicidade do glioblastoma de rato dirigida por transcrição de cDNA antisense baseado em epissoma do fator de crescimento semelhante à insulina I. Proc Natl Acad Sci USA. 1992;89(11):4874-4878.

24. Wells DJ. Therapeutic restoration of dystrophin expression in Duchenne muscular dystrophy (Restauração terapêutica da expressão da distrofina na distrofia muscular de Duchenne). J Muscle Res Cell Motil. 2006;27(5-7):387-398.

25. Culver KW, Ram Z, Wallbridge S, et al. Transferência de genes in vivo com células produtoras de vectores retrovirais para tratamento de tumores cerebrais experimentais. Science. 1992; 256:1550-1552.

26. Resnicoff M, Li W, Basak S, Herlyn D, Baserga R, Rubin R. Inhibition of rat C6 glioblastoma tumor growth by expression of insulin-like growth fator I recetor antisense mRNA. Cancer Immunol Immunother. 1996;42(1):64-68.

27. Pollak MN, Schernhammer ES, Hankinson E. Insulin-like growth factors and neoplasia. Nat Rev

Cancer. 2004;4:505-518.

28. Ardourel M-Y, Blin M, Moret J-L, et al. Um novo alvo putativo para a terapia genética antisense do glioma: glicogénio sintetase. Cancer Biol Ther. 2007;6(5):719-723.

29. Schwartz RH. Costimulation of T lymphocytes: the role of CD28, CTLA-4, and B7/BB1 in interleukin-2 production and immunotherapy. Cell. 1992;71: 1065-1068.

30. Fonteneau JF, Larsson M, Bhardwaj N. Interações entre células mortas e dendríticas na indução de respostas CTL antivirais. Curr Opin Immunol. 2002;14:471-477.

31. Trojan J, Duc HT, Upegui-Gonzalez LC, et al. Presença de moléculas MHC-I e B-7 em células de glioma de rato e humano que expressam mRNA IGF-I antisense, Neurosci Lett. 1996;212:9-12.

32. Upegui-Gonzalez LC, Duc HT, Buisson Y, et al. Utilização da estratégia IGF-I antisense no tratamento do hepatocarcinoma. Adv Exp Med Biol. 1998; 451: 35-42.

33. Wongkajornsilp A, Ouyprasertkul A, Sangruchi T, et al. A análise da necrose peri-tumoral após a implantação subcutânea de células tumorais autólogas transfectadas com um epissoma que transcreve um ARN anti-sentido do fator de crescimento semelhante à insulina 1 num indivíduo com glioblastoma multiforme. J Med Assoc Thai. 2001; 84(3):740-747.

34. Ly A, Duc HT, Kalamarides M, et al. As células de glioma humano transformadas pela tecnologia de tripla hélice IGF-I apresentam caraterísticas imunitárias e apoptóticas que determinam a seleção de células para a terapia genética do glioblastoma. J Clin Pathol (Mol Pathol). 2001;54:230-239.

35. Anthony DD, Pan Y, Wu SG, Shen F, Guo Y. Estratégias de RNA antisense IGF-I ex vivo e in vivo para o tratamento do cancro em seres humanos. Adv Exp Med Biol. 1998;451:27-34.

36. Anthony DD. Estratégias de RNA antisense IGF-1 ex vivo e in vivo para o tratamento de cancros em humanos [resumo]. Cancer Gene Ther 1997; 2(6): S322.

37. Trojan LA, Kopinski, Ly A, et al. IGF I triple helix gene therapy of rat and human gliomas. Roc Acad Med Biol. 2003; 48:18-27.

38. Kasprzak HA, Trojan J, Bierwagen M, et al. Utilidade das técnicas antisense e triplex anti-IGF-1 para a terapia genética celular pós-operatória de gliomas malignos que expressam IGF-1. Neurol. Neurochir. 2006;40(6):509-515.

39. Trojan LA, Ly A, Kopinski P, et al. Vacinas anti-tumores IGF-I anti-sentido e de tripla hélice - terapia genética de gliomas. Int J Cancer Prevent. 2007;2(4): 227-243.

40. Stupp R, Mason WP, van den Bent MJ, et al. Radioterapia mais temozolomida concomitante e adjuvante para glioblastoma. N Engl J Med. 2005;352:987-996.

41. Gorlia T, van den Bent MJ, Hegi ME, et al. Nomogramas para prever a sobrevivência de doentes com glioblastoma recentemente diagnosticado: análise do fator de prognóstico do ensaio EORTC e NCIC 26981- 22981/CE.3. Lancet Oncol. 2008;9(1): 29-38.

42. Hegi ME, AC Diserens AC, Gorlia A, et al. MGMT gene silencing and benefit from temozolomide in glioblastoma. N Engl J Med. 2005;352:997-1003.

43. Grossman SA, Alavi JB, Supko JG, et al. Eficácia e toxicidade do oligonucleótido antisense aprinocarsen dirigido contra a proteína quinase C-alfa administrado como uma infusão intravenosa contínua de 21 dias em doentes com astrocitomas recorrentes de alto grau. Neuro-Oncol. 2005;7(1):32-40.

44. Baserga R. The insulin-like growth fator-I recetor as a target for cancer therapy. Expert Opin

Ther Targets. 2005;9:753-768.

45. Sachdev D, Yee D. Disrupting insulin-like growth fator signalling as a potential cancer therapy. Mol Cancer Ther. 2007;6(1):1-12.

46. Andrews DW, Resnicoff M, Flanders A, et al. Resultados de um estudo piloto que envolve a utilização de um oligodeoxinucleótido antisense dirigido contra o recetor do fator de crescimento semelhante à insulina tipo I em astrocitomas malignos. J Clin Oncol. 2001;19:2189-2200.

47. Samani AA, Fallavollita L, Jaalouk DE, Galipeau J, Brodt P. Inhibition of carcinoma cell growth and metastasis by a vesicular stomatitis virus G-pseudotyped retrovector expressing type 1 insulin-like growth fator recetor antisense. Hum Gene Ther. 2001;12:1969-1977.

48. Schlingensiepen R, Goldbrunner M, Szyrach MNI, et al. Infusão intracerebral e intratecal do oligonucleótido fosforotióico anti-sentido específico do TGF-beta2 AP 12009 em coelhos e primatas: Toxicologia e segurança. Oligonucleotides. 2005;15(2):94-104.

49. Schlingensiepen KH, Schlingensiepen R, Steinbrecher A, et al. Terapia tumoral direcionada com o composto anti-sentido TGF-beta2 AP 12009. Cytokine Growth Fator Rev. 2006;17:129-139.

50. Hau P, Jachimczak P, Schlingensiepen R, et al. Inibição de TGF-beta2 com AP 12009 em gliomas malignos recorrentes: de estudos pré-clínicos a estudos de fase I/II. Oligonucleotides. 2007;17(2): 201-212.

51. Fakhrai H, Mantil JC, Liu L, et al. Ensaio clínico de fase I de uma vacina de células tumorais modificadas com anti-sentido de TGF-beta em doentes com glioma avançado. Cancer Gene Ther. 2006;13(12):1052-1060.

52. Schlingensiepen KH, Fischer-Blass B, Schmaus S, Ludwig S. Terapêutica anti-sentido para o tratamento de tumores: o inibidor de TGF-beta2 AP 12009 em desenvolvimento clínico contra tumores malignos. Resultados recentes Cancer Res. 2008;177: 137-150.

53. Popiela T, Sierzega M, Gach T, Jarocki P, Trojan J. Phase I trial of colorectal cancer immunotherapy using autologous cancer cells transfected with an IGF-I antisense plasmid [abstract]. Ata Chir Belg. 2003; 5(103): S2-3.

54. Schlingensiepen R, Goldbrunner M, Bischof A, et al. Oligonucleótido antisense-TGF-beta-2 AP 12009: resultados de estudos de segurança, farmacologia e toxicidade [resumo]. J Cancer Res Clin Oncol. 2002;128(1): S134.

55. Schlingensiepen KH, Bischof A, Egger T, et al. Regulação descendente direcionada do TGF-beta2 no carcinoma pancreático: Um estudo de fase I/II de escalonamento da dose para avaliar a segurança e a tolerabilidade do oligonucleótido anti-sentido AP 12009 [resumo]. J Clin Oncol. 2005;5:S23.

56. Sierzega M, Jarocki P, Trojan J, Popiela T. Gene immunotherapy of pancreatic cancer using IGF-I antisense approach; preliminary results [abstract]. J Hepatobiliary Pancreat Surg. 2002; 9(1): S226.

57. Trojan J, Kopinski P, Drewa T, et al. Immunogenotherapy of prostate cancer. Urol Pol. 2003;56(2):7-11.

58. Goudar RK, Shi Q, Hjelmeland MD. et al. A terapia combinada de inibidores do recetor do fator de crescimento epidérmico/recetor do fator de crescimento endotelial vascular 2 (AEE788) e o alvo mamífero da rapamicina (RAD001) oferece uma melhor inibição do crescimento do tumor de glioblastoma. Mol Cancer Ther. 2005;4:101-112.

59. Lamszus K, Brockman MA, Eckerich C, et al. Inibição da angiogénese e invasão do glioblastoma por tratamentos combinados dirigidos contra o recetor-2 do fator de crescimento endotelial vascular,

o recetor do fator de crescimento epidérmico e a caderina endotelial vascular. Clin Cancer Res. 2005;11:4934-4940.

60. Reardon DA, Quinn JA, Vredenburgh JJ, et al. Ensaio de fase 1 de gefitinib mais sirolimus em adultos com glioma maligno recorrente. Clin Cancer Res. 2006; 12: 860-868.

61. Halatsch ME, Schmidt U, Behnke-Mursch L, Untenberg A, Wirtz CR. Epidermal growth fator inhibition for the treatment of glioblastoma multiforme and other malignant brain tumours. Cancer Treat Rev. 2006;32:74-89.

62. Wen PY, Yung WK, Lamborn KR, et al. Estudo de fase I/II do mesilato de imatinib para gliomas malignos recorrentes: Norty American Brain Tumour Consortium Study 99-08. Clin Cancer Res. 2006;12:4899-4907.

63. Pan Q, Luo X, Chegini N. O bloqueio da função da neuropilina-1 tem um efeito aditivo com o anti-VEGF para inibir o crescimento do tumor. Cancer Cell. 2007;11(1):53-67.

64. Beckner ME, Gobbel GT, Abounader R, et al. As células de glioma glicolítico com glicogénio sintase ativa são sensíveis ao PTEN e aos inibidores da PI3K e da gluconeogénese. Lab Invest. 2005;85:1457-1470.

65. Premkumar DR, Arnold B, Jane EP, Pollack IF. Interação sinérgica entre o 17 AAG e a inibição da fosfatidilinositol 3-quinase em células de glioma maligno humano. Mol Carcinogene. 2006;45:47-59.

66. Messaoudi S. Recent advances in Hsp90 inhibitors as antitumour agents (Avanços recentes nos inibidores da Hsp90 como agentes antitumorais). Anticancer Ahents Med Chem. 2008; 8: 761-782.

67. Trojan LA, Ly A, Upegui-Gonzalez LC, et al. Terapia anti IGF-I antisense do cancro hepático primário. JAC. 2009;1:1-10.

68. Biroccio A, Leonett C, Zupi G. O futuro da terapia antisense: combinação com tratamento anticancerígeno. Oncogene. 2003;22:6579-6588.

69. Trojan J, Pan YX, Wei MX, et al. Metodologia para a terapia anti - gene anti - IGF-I de tumores malignos. Chemother Res Pract. 2012; doi:10.1155/2012/721873.

70. Meng Y, Carpentier AF, Chen L, et al. Combinação bem sucedida de CpG-ODN local e radioterapia em glioma maligno. Int J Cancer 2005;116:992-997.

71. Pan Y, Trojan J, Guo Y, Anthony D. Resgate da maquinaria de processamento de antigénios MHC-1 através da regulação negativa da expressão de IGF-I em células de glioblastoma humano. PLoS One. 2013; 8(3): e58428. doi: 10.1371/0058428

72. Gonzalez J, Gilbert MR. Tratamento de astrocitomas. Curr Opin Neurol. 2005;18:632-638.

73. Sanson M, Laigle-Donadey F, Benouaich-Amiel A. Molecular changes in brain tumours: prognosti and therapeutic impact (Alterações moleculares nos tumores cerebrais: prognóstico e impacto terapêutico). Curr Opin Neurol. 2006;18: 623-630.

74. Trojan A, Jay LM, Kasprzak H, Anthony DD, Trojan J.

Imunoterapia de tumores malignos utilizando a abordagem anti-IGF-I antisense: caso do glioblastoma. J Cancer Ther. 2014; 5: 685-705.

75. Jane EP, Premkumar DR, Pollack IF. Coadministração de sorafenib com rottlerin inibe potentemente a proliferação e migração celular em células de glioma maligno humano. J Pharmacol Exp Ther. 2006;319:1070-1080.

76. Castillo T, Trojan A, Noguera MC, et al. Experiência epistemiológica na elaboração de

tecnologia de biologia molecular para terapia com imunogénios (em espanhol). Rev Cien. 2016; 2 (25). doi: 10.14483/udistritaljour.RC.2016.25.a6

77. Trojan J. Tecnologia anti - gene anti IGF-I aplicada à imunoterapia do cancro. World J Res Rev. 2016; 1(3): 67-75.

78. Vega EA, Graner MW, Sampson JH. Combatendo a imunossupressão no glioma. Future oncol. 2008; 4(3):433-442.

Agradecimentos:

O texto deste capítulo é baseado em artigos publicados: Roc Acad Med Bial (Ann Acad Med Bial), 48: 18-27; 2003, e Neuroscience, 145(3): 795-811; 2007, Curr Signal Transd Ther ., 6(3): 411423; 2011, e Nova Science Publishers Inc., NY, 2012, cap. 6, pp 1-14, e J Cancer Ther, 5: 685-705; 2014, e WJRR, 1(3): 67-75; 2016

Capítulo 8

Wikipédia - Fator de crescimento semelhante à insulina 1

Da **Wikipédia**, a **enciclopédia** livre

https://en.wikipedia.org/wiki/Insulin-like fator de crescimento 1

O fator de crescimento semelhante à insulina 1 (IGF-1), também designado por somatomedina C, é uma proteína que, nos seres humanos, é codificada pelo gene *IGF1*.

...

Ler mais

Trojan J, Cloix JF, Ardourel MY, Chatel M, Anthony DD (2007). "Biologia do fator de crescimento semelhante à insulina tipo I e direcionamento para gliomas malignos". Neuroscience. ***145*** *(3): 795-811. doi:10.1016/j.neuroscience.2007.01.021. PMID 17320297*

Wikipédia - Terapia genética

Da **Wikipédia**, a **enciclopédia** livre

https://en.wikipedia.org/wiki/Gene terapia

História

1990s

A primeira terapia genética aprovada nos EUA teve lugar em 14 de setembro de 1990, no National Institutes of Health (NIH), sob a direção de William French Anderson.[51]

A terapia genética do cancro foi introduzida em 1992/93 (Trojan et al. 1993). [53] O tratamento do glioblastoma multiforme, o tumor maligno do cérebro cujo desfecho é sempre fatal, foi feito utilizando um vetor que exprime ARN anti-sentido de IGF-I (ensaio clínico aprovado pelo NIH n° 1602 e pela FDA em 1994). Esta terapia representa também o início da terapia imunogénica do cancro, um tratamento que se revela eficaz devido ao mecanismo anti-tumoral do antisense IGF-I, que está relacionado com fortes fenómenos imunitários e apoptóticos...

....

2000s

A estratégia modificada de terapia genética do cancro de RNA anti-sentido IGF-I (NIH n° 1602) [59] utilizando uma abordagem anti-sentido / tripla hélice anti IGF-I foi registada em 2002 pelo ensaio clínico de terapia genética Wiley - n° 635 e 636. A abordagem revelou-se promissora (Programa Científico Colaborativo da NATO sobre Terapia Génica EUA, França, Polónia n° LST 980517 conduzido por J. Trojan) (Trojan et al. 2012). Esta terapia antigene antisense/tripla hélice revelou-se eficaz, devido ao mecanismo que interrompe simultaneamente a expressão do IGF-I a nível da tradução e da transcrição, reforçando os fenómenos imunitários e apoptóticos antitumorais.

...

2010s

Em setembro, foi anunciado que um doente de 18 anos, do sexo masculino, em França, com beta-talassemia major, tinha sido tratado com sucesso. [75]

A terapia imunogénica do cancro utilizando uma abordagem modificada antigene, antisense / tripla hélice foi introduzida na América do Sul em 2010/11 na Universidade La Sabana, Bogotá (Comité Ético 14.12.2010, no P-004-10). Tendo em conta o aspeto ético do diagnóstico genético e da terapia genética dirigida ao IGF-I, foram tratados os tumores que expressam IGF-I, ou seja, os cancros do pulmão e da epiderme (Trojan et al.2016). [80] [81]

....

Referências

[53]

Trojan J, Johnson T, Rudin S, Ilan Ju, Tykocinski M, Ilan J (1993). "Tratamento e prevenção do glioblastoma de rato por células C6 imugénicas que expressam o RNA do fator de crescimento I semelhante à insulina antisense". Science. 259: 94-97.

[59]

Trojan J, Pan YX, Wei MX, LyA, Shevelev A, Bierwagen M, Ardourel M-Y, Trojan L, Alvarez A, Andres C, Noguera MC, Briceno I, Aristizabal BH, Kasprzak H, Duc HT, Anthony DD (2012). "Metodologia para terapia anti - gene anti - IGF-I de tumores malignos". Pesquisa e Prática em Quimioterapia. doi:10.1155/2012/721873

[80]

Trojan A, Aristizabal B, Jay LM, Castillo T, Penagos P, Trojan J (2016). "Teste do biomarcador IGF-I em um contexto ético". Avanços na pesquisa moderna em oncologia. 2(4): doi: 10.18282/amor:v2:i4.58

[81]

Trojan (2016). "Tecnologia anti - gene anti IGF-I aplicada à imunoterapia do cancro". Revista Mundial de Revisão de Pesquisa. 1(3): 67-75.

DISCUSSÃO

O desenvolvimento do cérebro está relacionado com o aparecimento de antigénios específicos. Estes antigénios desaparecem no cérebro maduro e reaparecem no desenvolvimento do tecido nervoso neoplásico. A expressão dos genes durante o desenvolvimento neoplásico do cérebro diz respeito a oncoproteínas como a alfa-fetoproteína, bem como à albumina sérica, aos factores de crescimento e aos respectivos receptores, ou seja, IGF-I, EGF, FGF, VEGF, TGF-alfa e -beta [4,27,44,45]. As suas proteínas descendentes e os elementos de sinalização do glicogénio, incluindo a glicogénio sintase (GS), também estão envolvidos [4, 46,47]. Em 1992, Trojan e os seus colaboradores demonstraram *in vitro* que o fator de crescimento semelhante à insulina 1, IGF-I, está presente nas células do glioma mas ausente nas células do neuroblastoma [32]. Estas observações foram confirmadas em tumores sólidos de teratocarcinoma de rato: Trojan e os seus colaboradores demonstraram que as células gliais neoplásicas exprimem IGF-I e que as células neuroblásticas neoplásicas exprimem IGF-II [31].

Atualmente, no que diz respeito ao IGF-I, são publicados cerca de 400 artigos por ano, e uma grande parte das publicações diz respeito à relação existente entre os factores de crescimento e os gliomas. Neste contexto, o tratamento de gliomas utilizando diferentes tecnologias que visam os factores de crescimento e os seus elementos derivados, produziu uma explosão na utilização da abordagem antisense, apresentando quase 100 publicações por ano.|

O IGF-I actua através de um recetor específico de IGF-I e da subsequente ativação de uma cascata de transdução de sinal fosfórico de proteína tirosina, semelhante à da ação da insulina [15,48]. Através da sua ligação ao IGF-I-R, que ativa uma cascata de transdução de sinal de tirosina fosforilada por proteínas, PI3K/AKT/GSK3, semelhante à da ação da insulina [49], foi referido que o IGF-I bloqueia a via da apoptose (IRS/PI3K/AKT/Bcl ou GSK3 ou Ca^{++} ou caspases). Este bloqueio ocorre a nível citoplasmático e nuclear numa variedade de linhas celulares, incluindo células neuronais e gliais [27,50]. Os efeitos anti-inflamatórios e anti-apoptóticos do IGF-I são estabelecidos através de um aumento da atividade da fosfatidilinosotol 3' quinase (PI3 quinase) e de uma manutenção das proteínas de sobrevivência Bcl-2. A PI3 quinase está diretamente relacionada com o substrato do recetor de insulina (IRS-1), este último seguindo a tirosina quinase (recetor de IGF-I) [28,51-54].

Os efeitos do IGF-I anti-sentido e do IGF-I alvo no crescimento tumoral podem ser discutidos numa base molecular, considerando o equilíbrio entre os sinais de sobrevivência e de morte. Assim, o papel do fator de crescimento semelhante à insulina também deve ser analisado quanto aos seus efeitos inibitórios sobre o fator de necrose tumoral alfa (TNF alfa) da citocina pró-inflamatória prototípica [55].

O papel dos antigénios B-7 e MHC-I, presentes em células transfectadas com antigene anti IGF-I, na indução da imunidade das células T contra os tumores tem sido amplamente investigado. No que diz respeito ao aparecimento de B-7 em células transfectadas com IGF-I antisense, seria de esperar que a ausência de síntese de IGF-I levasse a uma maior ativação do recetor de IGF -I (tirosina quinase). Quanto à expressão do MHC-I, está a ser investigada a relação entre o processo imunitário, relacionado com o MHC-I ou o sistema HLA, e o processo apoptótico; recentemente foi demonstrado que as células dendríticas, que estão envolvidas em mecanismos de imunogenicidade tumoral através da ativação de linfócitos CD8 no contexto do MHC-I, reconhecem células apoptóticas [29,5658]. Estes últimos dados poderiam sugerir o seguinte mecanismo de terapia genética anti-IGF-I: supressão de IGF-I - indução de MHC-I e B7 - indução de apoptose - envolvimento de células APC - indução de células T CD8.

Os primeiros resultados clínicos obtidos com o glioblastoma utilizando a terapêutica anti-genética anti IGF-I são muito promissores (a sobrevivência média é de 19-24 meses) [59]. O IGF-I não foi o único fator de crescimento alvo de uma abordagem anti-genética para o tratamento do glioblastoma. O composto anti-sentido do TGF-P2 recentemente estudado (AP 12009) deu resultados satisfatórios em investigações pré-clínicas e foi introduzido num estudo clínico de fase I/II em tumores malignos, incluindo o glioblastoma. Houve indicações de imunidade humoral e celular induzida pela vacina [44].

Atualmente, no que diz respeito ao IGF-I, são publicados cerca de 400 artigos por ano. Neste contexto, o tratamento de gliomas utilizando diferentes tecnologias que visam os factores de crescimento e os seus elementos derivados, produziu uma explosão na utilização da abordagem antigene, apresentando quase 100 publicações por ano [60].

CONCLUSÃO

Existe uma ligação entre o desenvolvimento normal e neoplásico do cérebro [2,5,6,31,41], e a sua suscetibilidade a uma determinada doença, especialmente o glioblastoma, com um impacto óbvio nos testes de biomarcadores e na prática clínica [42,43,54,61]. As alterações na expressão dos factores de crescimento e dos seus receptores estão associadas ao crescimento e desenvolvimento de tumores humanos. Estudos de diferentes antigénios presentes no sistema nervoso em desenvolvimento, como a AFP (alfa-fetoproteína), SA (albumina sérica), Ach, Ach-E, IGF-I, IGF-II, e a sua presença em células neoplásicas, demonstraram que estes antigénios constituem alvos essenciais para testes imunocitoquímicos e genéticos e para fins terapêuticos. A sobre-expressão dos genes *AFP* e *IGF-I* nos tecidos nervosos maduros é um sinal de processos neoplásicos, como no tumor glioblastoma.

Há 40 anos que nos deparamos com um desafio: como estabelecer ferramentas que possam ser aplicadas no tratamento do tumor cerebral - glioblastoma (100% fatal) - utilizando os nossos conhecimentos de genética, biologia molecular e imunologia. As opções de tratamento atualmente utilizadas para os doentes com tumores cerebrais malignos avançados, tais como a cirurgia, a radiação e a quimioterapia, são limitadas, pelo que foi necessário explorar novos desafios de tratamento, nomeadamente a terapia genética e a imunoterapia, especialmente visando os factores de crescimento e as suas vias de transdução de sinal [30,32,44,59,62-67]. Foi estabelecida uma estratégia eficiente para o fator de crescimento IGF-I, presente no desenvolvimento tumoral, através da construção de vectores "antigene" que expressam o ARN anti-sentido do IGF-I ou que induzem a tripla hélice ARN-ADN do IGF-I. Os vectores introduzidos nas células de glioma *in vitro,* permitem parar completamente a síntese de IGF-I. Quando injectadas *in vivo,* estas células induzem um efeito imunitário anti-tumoral, desempenhando um papel de vacinas na terapia imunogénica do glioblastoma [24,60].

Parece que a combinação da terapia genética e da imunoterapia com a quimioterapia pode oferecer vantagens importantes no tratamento do cancro [44, 60, 68-75], pelo que seria recomendada para populações humanas mais vastas, incluindo os doentes oncológicos do terceiro mundo. Para a área da terapia genética, o Center for Biologics CBER aplicou anteriormente um processo regulamentar único facilitado pelo National Institutes of Health (NIH) e pelo Recombinant DNA Advisory Committee (RAC) [76,77]. Além disso, desde 2015, a imunoterapia e a terapia com imunogénios tornaram-se um dos tratamentos mais importantes contra o cancro nos EUA. A administração do governo dos EUA intensificou, neste contexto, o programa de investigação do cancro "Moonshot", incluindo os tumores cerebrais [78].

RESUMO

A diferenciação do tecido nervoso, que ocorre durante o desenvolvimento do SNC, foi descrita em pormenor pela primeira vez ao investigar um modelo de cérebro de rato através da utilização de um novo biomarcador conhecido como alfa-fetoproteína, AFP. No decurso desta investigação, um outro modelo - o teratocarcinoma do rato - permitiu descrever as diferentes etapas da formação do tecido nervoso, seguindo formas patológicas distintas de desenvolvimento do SNC. A comparação destes dois processos permitiu chegar às seguintes conclusões: existe uma convergência notável entre o desenvolvimento normal e o neoplásico do tecido nervoso e está correlacionada com a presença de oncoproteínas como a AFP e o fator de crescimento IGF-I. Estas observações interessantes orientaram a prossecução de um objetivo: parar o desenvolvimento neoplásico do SNC que conduz ao tumor maligno - glioblastoma. A partir deste esforço, surgiu uma estratégia antigénica eficaz dirigida ao *gene* do fator de crescimento IGF-I presente no desenvolvimento do tumor cerebral, induzindo uma resposta imunitária anti-tumoral e, consequentemente, aumentando a sobrevivência mediana dos doentes com glioblastoma até 2 anos.

BIBLIOGRAFIA

[1]Abelev GJ. Alfa-fetoproteína na ontogénese e sua associação com tumores malignos. *Adv* Cancer Res, 1971; 14: 295-9.

[2]Trojan J, Uriel J, Deugnier MA, Gaillard J. Estudo quantitativo imunocitoquímico da alfa-fetoproteína no desenvolvimento neural normal e neoplásico. Dev Neurosci, 1984; 6: 251-9.

[3]Werner H, Le Roith D. New concepts in regulation and function of the insulin-like growth factors: implications for understand-ing normal growth and neoplasia. Cell Mol Life Sci, 2000; 57: 932-42.

[4]Trojan J, Cloix J-F, Ardourel M, et al. IGF-I biology and targeting in malignant glioma. Neuroscience, 2007; 145(3): 795-811.

[5]Castillo T, Trojan A, Noguera MC, et al. Experiência epistemiológica na elaboração de tecnologia de biologia molecular para terapia imunogénica (em espanhol). Rev Cien, 2016; 2 (25): doi: 10.14483/udistritaljour.RC.2016.25.a6

[6]Trojan J, Uriel J. Localização da alfa-fetoproteína e da albumina sérica no sistema nervoso central do rato durante o período fetal e pós-natal. (em francês). CR Acad Sci Paris, 1979; 289: 1157-60.

[7]Torrand-Allerand CD. Coexistência de imunorreactividade de AFP, albumina e transferrina em neurónios do cérebro de rato em desenvolvimento. Nature, 1980; 286: 733-4.

[8]Pollard A, Feldman G, Bernuau D. Alpha-Fetoprotein and albumin gene transcripts are detected in distinct cell populations of the brain and kidney of the developing rat. Differentiation, 1988; 39: 59-65.

[9]Mizejewski GJ. Biological roles of Alpha-Fetoprotein during pregnancy and perinatal development. Exp Biol Med, 2004; 229(6): 439-63.

[10] García-García AG, Polo-Hernández E, Tabernero A, Medina JM. A alfa-fetoproteína (AFP) modula o efeito da albumina sérica no desenvolvimento do cérebro, restringindo o efeito neurotrófico do ácido oleico. Brain Res, 2015; 1624: 45-58.

[11] DaughadayWH , Rotwein P. (1989) Insulin-like growth factors I and II. Estruturas de péptidos, ácidos ribonucleicos mensageiros e genes, concentrações no soro e nos tecidos. Endocr Rev, 1989; 10: 68-91.

[12] Holthuizen E, Le Roith D, Lund PK, et al. Modern concepts in Insulin like Growth Factors. Ed. Elsevier, NY, 1991.

[13] Ayer-le-Lievre C, Stahlbom PA, Sara VR. Expression of IGF-I and -II mRNA in the brain and craniofacial region of the rat fetus. Development, 1991; 111: 105-15.

[14] Sandberg AC, Engberg C, Lake M, von Holst H, Sara VR. (1998) A expressão dos genes do fator de crescimento semelhante à insulina I e do fator de crescimento semelhante à insulina II no cérebro humano fetal e adulto e no glioma. Neurosci Lett, 1998; 93: 114-9.

[15] Le Roith D, Bondy C, Yakar S, Liu JL, Butler A. A hipótese da somatomedina. Endocr Rev, 2011; 22(1): 53-74. doi: 10.1210/edrv.22.1.0419.

[16] Trojan A, Aristizabal B, Jay LM, et al. Teste do biomarcador IGF-I num contexto ético. Adv Modern Onco Res, 2016; 2(4), doi: 10.18282/amor:v2:i4.58

[17] Hajeri-Germond M, Naval J, Trojan J, Uriel J. The uptake of alphafetoprotein by C-1300 mouse neuroblastoma cells. Brit J Cancer, 1985; 51; 791-7.

[18] Trojan J, Naval X, Johnson T, et al. Expressão de albumina sérica e de alfa-fetoproteína em estruturas embrionárias primitivas normais e neoplásicas de teratocarcinoma murino. Molec Reprod Dev, 1995; 42 (4): 369-78.

[19] Harding BN, Golden JA. Developmental neuropathology. Internat Soc Neuropathol, Basileia, Suíça, 2004.

[20] Calaminus G, Bamberg M, Harms D, et al. Tumores de células germinativas do SNC com secreção de AFP/p-HCG: Resultado a longo prazo relativamente aos sintomas iniciais e à ressecção do tumor primário. Resultados do ensaio cooperativo MAKEI 89. Neuropediatria, 2005; 36(2): 71-7.

[21] Kim A, Ji L, Balmaceda C, et al. O valor prognóstico dos marcadores tumorais em doentes recentemente diagnosticados com tumores primários de células germinativas do sistema nervoso central. Pediatr Blood Cancer, 2008; 51(6): 768-73.

[22] Kawaguchi T, Kumabe T, Kanamori M, et al. A diminuição logarítmica da alfa-fetoproteína sérica ou da gonadotrofina coriónica humana em resposta à quimioterapia pode distinguir um subgrupo com melhor prognóstico entre os tumores intracranianos não germinomatosos de células germinativas altamente malignos. J Neurooncol, 2011; 104(3): 779-87.

[23] KiessW , LeeL , Graham DE, et al. Rat C6 glial cells synthesize insulin-like growth fator I (IGF-I) and express IGF-I re-ceptors and IGF-II/mannose 6-phosphate re-ceptors. Endocrinol, 1989; 124: 1727-36.

[24] Trojan J, Johnson T, Rudin S, et al. Treatment and prevention of rat glioblastoma by immugenic C6 cells expressing antisense insulin-like growth fator I RNA. Science, 1993; 259: 94-7.

[25] Ly A, Duc HT, Kalamarides M, et al. As células de glioma Hu-man transformadas pela tecnologia IGF-I de tripla hélice apresentam caraterísticas imunitárias e apoptóticas que determinam a seleção de células para a terapia genética do glioblastoma. J Clin Pathol (Molec Pathol), 2001; 54: 230-9.

[26] Zumkeller W. (2002) IGFs e proteínas de ligação ao IGF como marcadores de diagnóstico e moduladores biológicos em tumores cerebrais. *Expert Rev Mol Diagn.;* **2**: 473-7.

[27] Pollak MN, Schernhammer ES, Hankinson SE. Insulin-like growth factors and neoplasia.

Nat Rev Cancer, 2004; 4: 505-518. doi:10.1038/nrc1387.

[28] Baserga R. The insulin-like growth fator-I recetor as a target for cancer therapy. Expert Opin Ther Targets, 2005; 9: 753-68.

[29] Pan Y, Trojan J, Guo Y, Anthony D. Resgate da maquinaria de processamento de antigénio MHC-1 por regulação negativa da expressão de IGF-I em células de glioblastoma humano. PLoS One, 2013; 8(3): e58428. doi: 10.1371/0058428; 2013

[30] Trojan A, Jay LM, Briceno I, et al. IGF-I, gene IGF-I e diagnóstico. In: J. Trojan "Cancer immunogene therapy. Abordagem anti - gene anti IGF-I. Caso de glioblastoma". Ed. Lambert Academic Publishers, Saarbrucken, Alemanha, 2017, pp 7-28.

[31] Trojan J, Johnson TR, Rudin SD, et al. Gene therapy of murine teratocarcinoma: Separate functions for insulin-like growth factors I and II in immunogenicity and differentiation. Proc Natl Acad Sci USA, 1994; 91: 6088-92.

[32] Trojan J, Blossey BK, Johnson T, et al. Perda de tumorogenicidade do glioblastoma de rato dirigida pela transcrição do cDNA antisense do fator de crescimento semelhante à insulina I. Proc Natl Acad Sci USA, 1992; 89 (11): 4874-8.

[33] Froesch CS, Schwander J, Zapf J. Actions of insulin-like growth factors. Ann Rev Physiol, 1985; 47: 443-67.

[34] Han VKM, D'Ercole A, Lund PK. Cellular localization of somatomedin (insulin-like growth fator) message RNA in human fetus. Science, 1987; 236: 193-7.

[35] Giovanucci E. (1999) Insulin-like growth fator-I and binding protein-3 and risk of cancer. Horm

Res, 1999; 51: 34-41.

[36] Johnson TR, Trojan J, Rudin SD, et al. Effects on actinomycin D and cycloheximide on transcript levels of IGF- I, actin and albumin in hepatocyte primary cultures treated with growth hormone and insulin. Molec Reprod Dev, 1991; 30: 95-9.

[37] D'Mello S, Galli C, Ciotti T, Calissano P. Indução de apoptose em neurónios granulares cerebelares por potássio baixo: inibição da morte por IGF-I e cAMP. Proc Natl Acad Sci U S A.; 1993; 90: 10989-93.

[38] Trojan A, Jay LM, Kasprzak H, et al. Imunoterapia de tumores malignos usando abordagem anti-IGF-I antisense: caso de glioblastoma. J Cancer Ther, 2014; 5: 685-705.

[39] Antoniades HN, Galanopoulis T, Nevile-Golden J, Maxwell M. Expression of insulin-like growth fator I and II and their recep-tor mRNAs in primary human astrocytomas and meningiomas: *In vivo* studies using *in situ* hybridization and immunocytochemistry. Int J Cancer, 1992; 50: 215-22.

[40] Trojan J. Tecnologia anti - gene anti IGF-I aplicada à imunoterapia do cancro. World J Res Rev, 2016; 1(3): 67-75.

[41] Gaillard J, Caillaud JM, Maunoury R, et al. Expressão de neuro-ectoblasto em teratocarcinomas murinos: estudos electrónicos-microscópicos e imunocitoquímicos, aplicações em embriologia e em patologia tumoral do sistema nervoso central. (em francês). Bull Institut Pasteur, 1984; 82, 335-85.

[42] Kleihues P, Luis DN, Scheithauer BW et al. A classificação da OMS para os tumores do sistema nervoso. J Neuropath & Exp Neurol, 2002; (61)3: 215-25.

[43] Love S, Perry A, Ironside J, Budka H...Greenfield's Neuropathology, 9th ed, CRC Press, NY, 2015.

[44] Schlingensiepen KH, Jaschinski F, Lang SA, et al. Silenciamento do gene do fator de crescimento transformador beta 2 com trabedersen (AP 12009) no cancro do pâncreas. Cancer Sci, 2011; 102(6): 1193-1200.

[45] Ertl DA, Gleiss A, Sagmeister S, Haeusler G. Determinação do intervalo normal para IGF- I, IGFBP-3 e ALS: Novos dados de referência baseados em padrões internos actuais. Wien Med Wochenschr, 2014; 164(17-18): 343-352. doi: 10.1007/sl 0354-014-0299-4.

[46] Patel S, Doble B, Woodgett JR. Glycogen synthase kinase-3 in insulin and Wnt signalling: a double-edged sword? Biochem Soc Transversal, 2004; 32: 803-8.

[47] Ardourel M-Y, Blin M, Moret J-L, et al. Um novo alvo putativo para a terapia genética antisense do glioma: glicogénio sintetase. Cancer Biol Ther, 2007; 6(5): 719-23.

[48] Werner H, Le Roith D. New concepts in regulation and function of the insulin-like growth factors: implications for understanding normal growth and neoplasia. Cell Molec Life Sci, 2000; 57: 932-42.

[49] Adams TE, Epa VC, Garrett TP, Ward CV. Structure and function of the type I insulin-like growth fator recetor. Cell Molec Life Sci, 2000; 57: 1050-93.

[50] Chrysis, D, Calikoglu A S, Ye P, D'Ercole AJ. A sobreexpressão do fator de crescimento semelhante à insulina I atenua a apoptose cerebelar, alterando a expressão das proteínas da família Bcl de uma forma específica do desenvolvimento. J Neurosci, 2001; 21: 1481-9.

[51] D'Ambrosio C, Ferber A, Resnicoff M, Baserga R. Um recetor solúvel do fator de crescimento semelhante à insulina que induz a apoptose de células tumorais in vivo e inibe a tumorigénese. Cancer Research, 1996; 56: 4013-20.

[52] Gu F, Schumacher FR, Canzian F, et al. Dezoito genes da via do fator de crescimento

semelhante à insulina, níveis circulantes de IGF-I e da sua proteína de ligação, e risco de cancro da próstata e da mama. Cancer Epidemiol Biomarkers Prev, 2010; 19(11): 2877-87. doi: 10.1158/1055-9965.EPI-10- 0507.

[53] Trojan J, Anthony DD. Estratégias antisense na terapia de gliomas. Curr Signal Transd Ther, 2011; 6(3): 411-23.

[54] Lichtor T. Evolução da biologia molecular dos tumores cerebrais e implicações terapêuticas. Ed. InTech, Viena, Riyeka, 2013

[55] Upegui-Gonzalez LC, Duc HT, Buisson Y, et al. Utilização da estratégia antisense no tratamento do hepatocarcinoma. Adv Exp Med Biol, 1998; 451: 35-42.

[56] Chen, L., Ashe, S., Brady, W.A., et al. Costimulation of anti-tumor immunity by the B7 counter recetor for the T lymphocyte molecules CD28 and CTLA-4. Cell, 1992; 71: 1093-102.

[57] Matthew L, Saiter B, Bhardwag N. As células dendríticas adquirem antigénio a partir de células apoptóticas e induzem CTL de classe I restrita. Nature, 1998; 392: 86-9.

[58] Zhu C, Trabado S, Fan Y, et al. Caracterização de componentes efectores da resposta imune humoral e celular estimulada por células de melanoma que exibem expressão modificada de IGF-1. Biomed & Pharmacother, 2015; 70: 53-7. doi: 10.1016/j.biopha.2015.01.002

[59] Trojan A, Jay LM, Kasprzak H, Anthony DD, Trojan J. Imunoterapia de tumores malignos usando abordagem anti-IGF-I antisense: caso de glioblastoma. J Cancer Ther, 2014; 5: 685705.

[60] Trojan J. Terapia imunogénica contra o cancro. Abordagem anti - gene anti IGF-I. Caso de glioblastoma. Ed. Lambert Academic Publishers, Saarbrucken, Alemanha, 2017, pp 1-140

[61] Wrensch M, Rice T, Miike R, et al. Diagnóstico, tratamento e factores demográficos que influenciam a sobrevivência num estudo de base populacional de doentes adultos com glioma na área da Baía de São Francisco. Neuro-oncol, 2006; 8: 12-26.

[62] Finley RS. Overview of targeted therapies for cancer. Am J Health Syst Pharm, 2003; 60(24s9):S4-10.

[63] Vega EA, Graner MW, Sampson JH. Combatendo a imunossupressão no glioma. Future Oncol, 2008; 4(3): 433-42.

[64] Parsons DW, Jones S, Zhang X, et al. Uma análise genómica integrada do glioblastoma multiforme humano. Science, 2008; 321(5897): 1807-1812. doi:10.1126/science. 1164382.

[65] Ohgaki H, Dessen P, Jourde B, et al. Genetic pathways to glioblastoma: A population-based study. Cancer Res, 2004; 64(19): 6892-6899. doi: 10.1158/0008- 5472.CAN-04-1337

[66] Lo HW. "Targeting Ras-RAF-ERK and its interactive pathways as a novel therapy for malignant gliomas. Curr Cancer Drug Targets, 2010; 10(8): 840-8.

[67] Uriel J. Lesão celular, retrodiferenciação e o paradoxo do tratamento do cancro. Tumor Biol, 2015; 36(10): doi: 10.1007/s13277-015-3981-2

[68] Lebedeva IV, Stein CA. Antisense downregulation of the apoptosis - related bcl-2 and bcl-xl proteins: a new approach to cancer therapy. In: EC Lattime, SL Gerson "Gene therapy of cancer", Ed. Academic Press, NY, 2002, pp 315-30.

[69] Zangemeister-Wittke U. Antisense to apoptosis inhibitors facilita a quimioterapia e a sinalização da morte induzida por TRAIL. Ann NY Acad Sci, 2003; 1002: 904-13.

[70] Talmadge JE. Terapia genética do cancro - 12ª Conferência Internacional. I Drugs 2004; 7(2): 4.

[71] Wen PY, Yung WK, Lamborn KR et al. Estudo de fase I/II do mesilato de imatinib para gliomas malignos recorrentes: North American Brain Tumor Consortium Study 99-08. Clin Cancer Res, 2006; 12: 4899-907.

[72] Fakhrai H, Mantil JC, Liu L, et al. Ensaio clínico de fase I de uma vacina de células tumorais modificadas com anti-sentido de TGF-beta em doentes com glioma avançado. Cancer Gene Ther, 2006; 13(12): 1052-60.

[73] Hau P, Jachimczak P, Schlingensiepen R, et al. Inibição de TGF-beta2 com AP 12009 em gliomas malignos recorrentes: de estudos pré-clínicos a estudos de fase I/II. Oligonucleotides, 2007; 17(2): 201-12.

[74] Schlingensiepen KH, Fischer-Blass B, Schmaus S, Ludwig S. Terapêutica anti-sentido para o tratamento de tumores: o inibidor de TGF-beta2 AP 12009 em desenvolvimento clínico contra tumores malignos. Resultados recentes Cancer Res, 2008; 177: 137-50.

[75] Trojan J, Pan YX, Wei MX, et al. Metodologia para terapia anti - gene anti - IGF-I de tumores malignos. Chemother Res Pract, 2012; doi:10.1155/2012/721873.

[76] Miller AE, Simek SL. Aspectos regulamentares da terapia génica. In: NS Templeton, DD Lasic "Gene therapy", Ed. Marcel Dekker, NY, 2000, pp 371-82.

[77] Sítio Web do CBER: CBER *info@,CBER.FDA.Gov.*

[78] https://www.cancer.gov/research/key-initiatives/moonshot-cancer-initiative/blue-ribbon-panel/blue-ribbon-panel-report-2016.pdf

Currículo

Jerzy Trojan concluiu o seu Doutoramento em Ciências em 1981 na Universidade de Paris VI, e realizou a sua investigação em neurociência nos NIH franceses, depois na CWRU, OH, e na UNAB, Colômbia. É coautor de 227 publicações. Entre 1993 e 2017, estabeleceu a terapia imunológica do cancro como um novo domínio da oncologia (especialmente a neuroncologia) [Trojan et al, Science 1993; Wikipedia - Brain, - Gene therapy, 2017)].

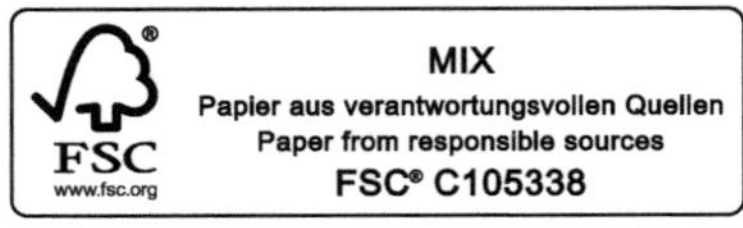

Printed by Books on Demand GmbH, Norderstedt / Germany